20万人の脳診断と最新科学からわかった

認知症予防のカキクケコメソッド

菅原道仁
脳神経外科医

かんき出版

はじめに

脳を若返らせ、人生を思いきり楽しもう！

私が何よりこの本でお伝えしたいことは、

「認知症を予防して、年齢を重ねても元気に、いきいきと生活できるようになろう。そして、思う存分人生を楽しもう」

ということです。

「人生１００年」という言葉が現実になるほどの長寿時代。

誰もが長生きできるようになるのは、とても素晴らしいことです。

けれども、当然、長寿化とともに、高齢になるとかかりやすくなる病気を心配しなくてはなりません。

その1つが、「認知症」です。

高齢の方に限らず、人によってはまだ40代、50代でも、

「約束をうっかりすっぽかしてしまった」

「今日のお昼って何を食べたっけ？」

「新たに知り合った人の名前を、なかなか覚えられなくなった」

といったことがあるたびに、

「もしかしたら、認知機能の衰えが始まっているのでは？」

と心配することもあるのではないでしょうか。

長寿化とともに、今や認知症は、誰でもかかり得る病気、誰もが心配しなければいけない病気になった、ということです。

「認知症」は生活に困る度合いと自覚症状がポイント

認知症への関心が高まるなかで、それがどんなに怖い病気か、介護・介助する人たちの負担がどんなに大変かといったことばかりが語られるようになりました。

しかし、認知症は、本当にそんなにも「おそろしい病気」なのでしょうか。


私は、脳神経外科専門医です。認知機能の状態を専門に診る「物忘れ・認知症外来」の医師でもあります。

日々、認知機能を心配される方たちと接していると、「それって、『認知症』ではないんだけどなぁ」と思うこともしょっちゅう。

誤解されている方も多いのですが、「困ったな……1人での生活がうまくいかない」という状態になって初めて「認知症」と診断されるのです。

同じように忘れっぽい人がいたとしても、私のように「忘れてた！ ……ま、いいか」とあまり気にしないタイプであれば、認知症までの道のりはだいぶ遠いかもしれません（笑）。

日本人は、細かな神経を使う方が多いですから、心配性が高じて「認知症（とその予備軍）」が多くなってしまうのかもしれませんね。

最新の脳科学と臨床の2つからアプローチした脳を元気にする「カキクケコ」メソッド

この本では、まず、認知症とは何かを正しく知っていただく（それが、正しい予防法にもつながります）ための説明をしていきます。

しかし、「認知症はこんなに怖いですよ！」「大変な病気ですよ！」という暗いトーンになってしまうのは避けたいと思っています。

年をとれば、脳が老化していくのは当然のこと。

その意味で、認知症は「長生きすれば誰もがかかる病気」とも言えます。

しかし、**正しい予防法を実践することで、認知症になる年齢を限りなく後ろ倒しにすることはできますし、症状を軽くすることもできます。**

その正しい予防法というのが、本書で紹介する「カキクケコ」メソッドです。

これは、私が日々臨床の場面で患者さんから教えていただいた経験と、最新の脳科学・医学論文などから得た知見を組み合わせた「脳を元気にする科学的に正しい方法」なのです。

脳の健康をしっかりと保つため**認知症予防法であると同時に、あらゆる年齢の人にとって効果的な「脳トレ」であり、「脳に注目した健康増進法」**と言えます。

本書で紹介するメソッドは、日常生活で簡単にできる5つの習慣でまとめてあります。

脳を元気にし、認知症を予防するための生活習慣にはさまざまなものがあります。なかでも特に重要な5つが次の「認知症予防のカキクケコ」です。

カ……噛む
キ……聞く
ク……口元
ケ……血管
コ……交流

ここにさらに、脳への健康効果を倍増する**チャレンジ**を加えた生活習慣改善を取り上げます。

あらゆる年代に効果バツグンな脳の健康習慣を始めよう

一見して、いかにも大切そうだと思えるものもあれば、「それが認知症となんの関係があるの？」と思えるものもあるでしょう。

認知症予防の「カキクケコ」メソッド

カ（噛む）
歯周病、インプラント
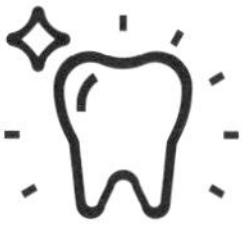

キ（聞く）
補聴器、頭をやわらかくする

ク（口元）
ストレスマネジメント、寝ること
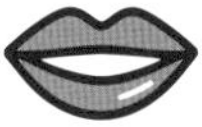

ケ（血管）
動脈硬化、食事と運動

コ（交流）
コミュニケーション、脳と体を使う運動

＋チャレンジ
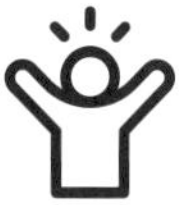

↓ 習慣化

いつまでも
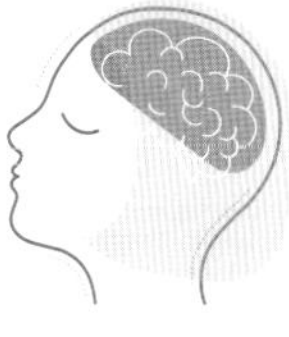
若々しい脳に

本書で紹介するメソッドに特段の「目新しさ」はないかもしれません。しかし、結局のところ、健康維持に一番重要なのは「続けること」。もっと言えば、「続けられること」なのです。

私は日々、認知機能に不安のある患者さんを診察しながら「誰でも継続」できて、そのうえ「認知症予防に効果がある」習慣を考え続けてきました。

どんなズボラで面倒くさがりの人も、このメソッドは絶対に続けられる！

そんな自信を持ってオススメするのが、「カキクケコ」メソッドです。

本書を読んでいただければ、それが脳の健康にとってどれだけ重要か、そして、ごく手軽なことから始められる生活習慣の改善がどれほど効果的か、納得していただけると思います。

そして、繰り返しになりますが、紹介する方法はどれも、高齢者の方だけに有効なものではありません。あらゆる年代の方にとって役立つ、ぜひ実践していただきたい脳の健康習慣ばかりです。

認知症のリスクが現実的に感じられるようになってきた高齢者の方。

パートナーや親御さん、おじいちゃんやおばあちゃんの様子を見ていて、ちょっと心配になってきてしまった、というご家族。

あるいは、まだ認知症を心配するには早い、と一般には思われている現役世代だけれど、脳を元気にし、仕事のパフォーマンスを上げたい方。

ご夫婦やご家族で、一緒に楽しんで続けるのもよいですね。

どのタイプの方でも、本書で説明する習慣を、ぜひ実践してみてください。

本書が、認知症予防を通じて、1人でも多くの読者の「やりたいことを存分に行い、楽しく生きる」人生の助けになることを願っています。

2020年1月

菅原道仁

『認知症予防のカキクケコメソッド』　もくじ

第1章

認知症のキホン

認知症ってどんな病気？　どう予防すればいい？

第2章

「カキクケコ」メソッド「カ」 最高の脳トレは噛《か》む！

第3章

「カキクケコ」メソッド「キ」
聞《き》く力を守って、認知症の最大リスクを防ぐ！

第4章

「カキクケコ」メソッド「ク」 ストレスマネジメントは口元《くちもと》から始める

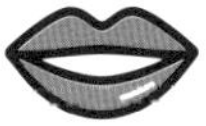

第5章

「カキクケコ」メソッド「ケ」
脳を守るためには、血管《けっかん》を守る！

第6章

「カキクケコ」メソッド「コ」
人との交流《こうりゅう》で、元気な脳と豊かな老後を

第7章

「カキクケコ」メソッド＋「チャレンジ」

チャレンジに遅すぎることはない

本文デザイン&図版　華本達哉（aozora.tv）
写真　榊智朗
イラスト　伊藤カヅヒロ
DTP　野中賢（システムタンク）
編集協力　川端隆人

第1章
認知症のキホン

認知症ってどんな病気？
どう予防すればいい？

認知症のキホン

認知症って、どんな病気？

認知症というと、みなさんはどんなイメージを抱くでしょうか。物忘れをしやすくなって、約束をすっぽかしてしまう。食事をしたことを忘れてしまう。もっとひどくなると、家族のことを忘れてしまう。配偶者や子どもと顔を合わせても「あなた、誰？」という状態になる……など？

そんな話を見聞きしたことがあるかもしれません（家族の顔がわからなくなってしまうというのは、認知症がかなり進んだ最終的な段階で出てくる症状です）。認知症について正しく知っていただくために、まずはその定義を紹介しておきましょう。

認知症とは、認知機能が、なんらかの原因によって低下して、「日常生活に支

障が出てきた状態のこと」です。

「認知機能」という言葉がちょっと難しいですか？　実は、この言葉、とても広い意味を持っています。

何かを理解したり、判断したり。記憶して思い出したり。アイデアを思いつい たり、ものづくりや創作活動を行ったり。感動したり、考えたり……。

簡単に言うと、人間らしい頭や心の働きすべてを指すのが「認知機能」という言葉だと思ってください。それが低下して、日常生活に支障が出るのが認知症ということになります。

ポイント

- 認知症とは、「認知機能が低下して、日常生活に支障が出ること」。
- 認知機能とは、人間らしい頭や心の働き全般を指す。

認知症のキホン

同じ「物忘れ」をしても、認知症と診断されない人もいる⁉

このように、とても幅広い「認知機能」が低下するのが認知症ですが、その始まりは記憶の障害から起こることが多いもの。

つまり、「物忘れ」です。

約束をすっぽかしてしまったり、さっきはずしたメガネの場所を思い出せなくなったり……なんていうのが典型。昔のことはよく覚えているのに、ごく最近のことを覚えていられなくなります。

さらに症状が進むと、「見《けん》当《とう》識《しき》障《しょう》害《がい》」と呼ばれる症状も出てきます。

たとえば、日付の感覚が鈍くなって、今日が何日かわからなくなってしまう。

自分の居場所や知人の顔がわからなくなってしまうこともあります。

続いて、不安感が強くなったり、うつっぽくなる。逆に、興奮しやすくなったり徘徊《はいかい》するようになったり、といった症状も出てきます。

「日常生活に支障が出る」ことが、「認知症」診断のポイント

認知機能の低下自体は、うつ病などのメンタルの病気でも起きます。疲れているときや睡眠不足のときには、誰でも頭がよく働かなくなったり、うっかりミスが多くなったりします。つまり、認知機能が落ちているわけですね。

しかし、認知機能が低下したからといって、それだけで認知症と診断されるわけではありません。**認知症と診断するとき、重要なポイントになるのが「日常生活に支障が出る」ということ。**

ここで言う「日常生活に支障が出る」とは、**「誰かの介助なしには生活できない」**、ことだと考えてください。

たとえば、人との約束をついつい忘れてしまいがちだけれど、手帳に書き留めたりやスマホのリマインダーを上手に使ってミスを防いでいる人はいます。

この場合、「物忘れはしているけれど、日常生活に支障が出ている」とは言えません。**これなら「認知症」とは診断されない**わけです。

「認知症かどうか」の判断は個人差が大きい

90歳、100歳という年齢であっても、田舎で畑仕事をしながら、毎日元気に暮らしている方はたくさんいます。年をとって認知機能は低下しているけれども、これまで何十年もやってきた日常生活の行動は問題なくできている。こういう人も、認知症とは診断されません。

ところが、田舎の元気なおじいちゃん、おばあちゃんが、何かの事情で大都会に引っ越さなければならなくなったとします。すると、駅で自動改札を通ったり、複雑に入り組んだ電車を乗り継いで移動したりといったことができず、介助なしには生活できなくなってしまうことがあります。

すると、**認知能力自体は変わっていないのに、認知症と診断されることもありえる**のです。

こんな例も考えられます。これまで毎日3回食事をつくっていた人が、砂糖と塩の区別もできなくなってしまったら、おそらく認知症と診断されるでしょう。

しかし、たとえば私のように全然料理ができない人は、家族に手伝ってもらわないととても夕ご飯の支度なんてできません。この場合も、認知症とは診断されないわけです。

ポイント

- 生活のあり方は個人差が大きいので、「認知症」と診断されるかどうかも個人差がある。

認知症のキホン

「認知症かな……?」不安になったらまずチェック

ここまで語ってきたように、認知症と診断されるのは日常生活に支障が出るときであり、しかも、「支障が出ている」と言っていいかどうかは人によって、または環境によっても違ってきます。

一概に、「これができるから正常」「これができないから認知症」とは分けられないわけですね。

ですから、私たち医師が診察をするときには、「それまでどんなことができたのか?」「何ができなくなって、どう困っているのか?」を詳しく聞く必要があります。ご本人だけでなく、ご家族など周囲の方のお話も必要になってきます。

そのうえで見ていただきたいのが、次ページにある認知症の診断基準です。

Dr.菅原オリジナル「認知症チェックリスト」

該当箇所に◯をつけよう

1 短時間で同じ話を繰り返す
2 約束をすっぽかすことが増えてきた
3 ゴミの回収日を間違うことが増えたり、ゴミの分別ができなくなる
4 同じものを不必要に何度も買ってくる
5 鍵や財布をなくしたり、いつも探している
6 料理の味付けがおかしくなった
7 日付を間違うことが増えた（※1～2日くらいなら問題ナシ）
8 質問に答えられないとき、言い訳が多くなる
9 財布が小銭でいっぱいになっている
10 会話についていけず、理解できないことがある
11 使い慣れた家電の操作をミスしたり、使用頻度が極端に減る
12 道に迷って帰れなくなったことがある
13 本や新聞の内容を理解できなかったり、テレビドラマのストーリーが追えなくなる
14 料理・掃除・洗濯などの家事を途中で放棄してしまう
15 人付き合いを避けるようになり、やる気がなくなる
16 ささいなことで怒りっぽくなった
17 好きだった趣味をやらなくなった
18 身だしなみに気をつけなったり、入浴を嫌がる
19 特定の言葉や単語をうまくしゃべれない
20 近所の人から「最近、なにか変じゃない？」と指摘されたことがある

◯の数が

0つ	1つ	2つ以上～
認知症の可能性は低い	認知症の可能性が考えられるので、かかりつけの医師に相談してみましょう	早めに脳神経外科、神経内科、物忘れ外来などを標榜しているところで、認知症の専門的な診察を受けましょう

「もしかして、自分（あるいは家族）の認知機能が落ちているんじゃないか？」

「一度、診断を受けてみるべきかも？」

といった不安があるときの判断の参考、1つの目安として役に立つと思います。

ただし、繰り返しになりますが、「これができれば正常」「これができないと認知症」と一概に決めることはできませんので、注意してくださいね。

ポイント

日常生活に支障が出るとは、誰かの介助なしには生活できなくなってしまうことを言う。

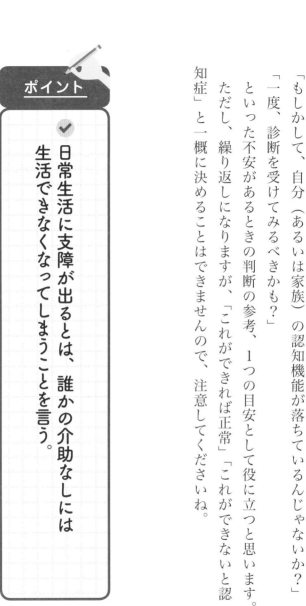

認知症のキホン

早期にかかる「軽度認知障害」に注意しよう

認知症は早めに発見すれば、うまく対応することができます。早期発見、早期治療は基本。完全に認知症になる前に、その兆候に気づくことも大切です。

そこで、注意したほうがいいのが「軽度認知障害」と呼ばれる症状。

繰り返しますが、日常生活に支障が出てしまうのが認知症でした。

これに対して、軽度認知障害というのは、

「物忘れなどは始まっているけれど、日常生活にはまだ問題が出ていない状態」を指します。

簡単に言うと、「認知症になる手前の段階」ということですね。

と言っても、軽度認知症と診断されたからといって、そのあと必ず認知症に進行してしまうわけではありません。

生活習慣を改善したり、適切な治療を行ったりすることによって認知症までの進行を妨げ、正常な状態に戻ることもあります。

だからこそ、**認知症の前に、軽度認知障害の段階で対応することが大切。**

そのためには、まず「認知機能の低下」の段階で気づくことが重要です。

ポイント

- 認知症の前段階は「軽度認知障害」と呼ばれる。
- 日常生活に支障が出るほどでなくても、物忘れが多くなったときには要注意。

認知症のキホン

「治る認知症」もけっこうある

実は、認知症にはいろいろな種類があるのを知っていますか？

認知「症」という症状が出る原因となる病気は、いくつもあります。原因によって、認知症の種類が分かれるわけです。

一般的に認知症は、大きく次の3つに分類されます。

①神経変性疾患《しんけいへんせいしっかん》による認知症
②脳血管性《のうけっかんせい》認知症
③その他の認知症

原因となる病気によって、予防や治療の方法は当然、違います。

それだけでなく、**認知症は種類によって治せるものと治せない（進行を止めたり、遅らせたりすることしかできない）ものとに分かれますから、この区別は重要です。**

以下では、3種類の認知症それぞれについて、簡単に説明していきます。

①神経変性疾患による認知症

まず、脳の神経細胞が死んでいくことによって起きる認知症（＝神経変性疾患による認知症）から説明しましょう。

このなかには、さらに3つのタイプがあります。

1つめは、「アルツハイマー型認知症」。

「アルツハイマー」という言葉を聞いたことがない方はいないでしょう。認知症と聞くと、まずアルツハイマー病をイメージする方もいるかもしれません。実際、認知症の患者さんのなかでももっとも多い原因はアルツハイマー病です。

これは、記憶の障害が中心になって現れるタイプの認知症です。

2つめは、「レビー小体型認知症」。脳のなかにレビー小体という物質ができてしまう病気で、幻聴や幻覚、歩行障害などの症状が現れます。

3つめは、「前《ぜん》頭《とう》側《そく》頭《とう》型《がた》認知症」。脳

前頭側頭型認知症の特徴

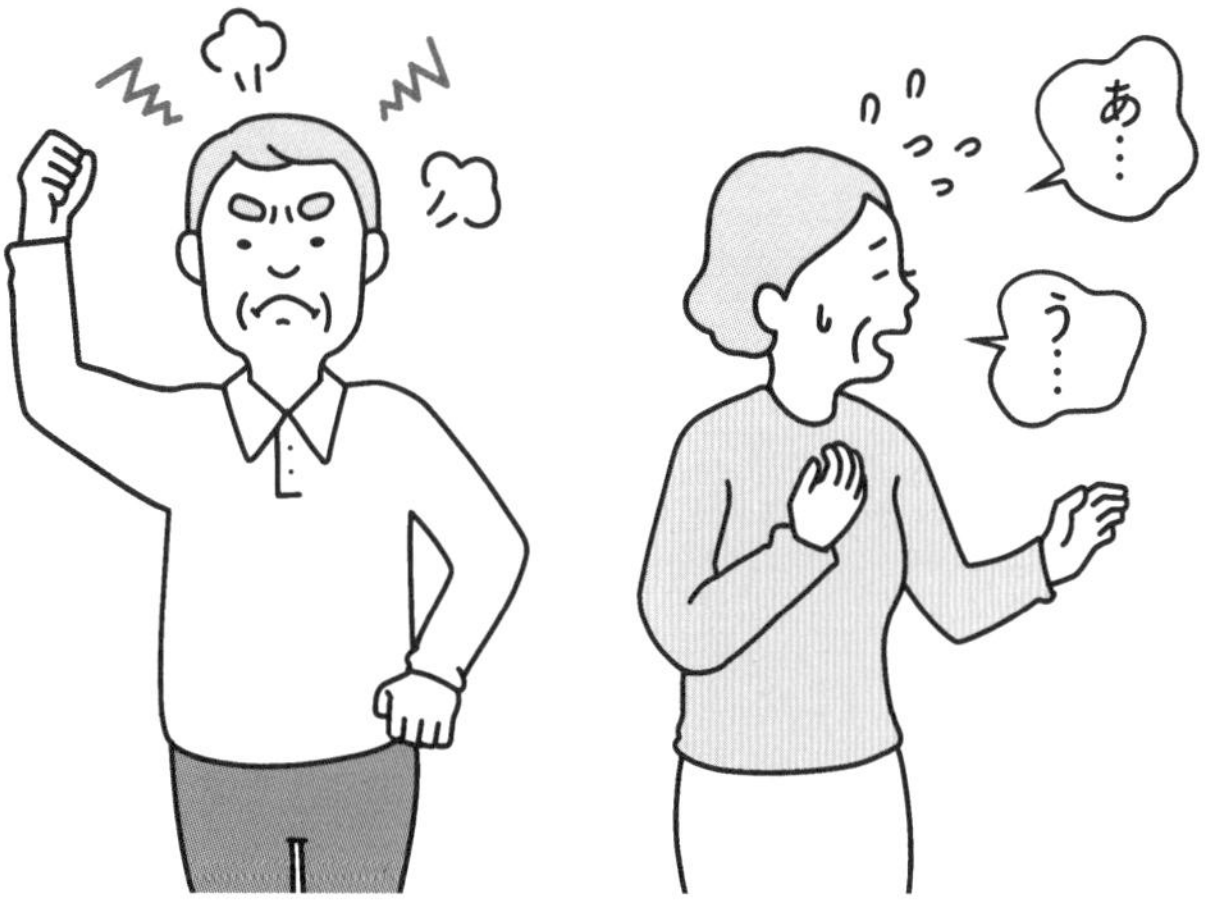

の前頭葉と側頭葉という部位が縮んでしまうことで起こる認知症です。よく見られる症状に「言葉が出にくくなる」があります。また、人格が変わって怒りっぽくなったり、万引きのような非社会的な行動が出てくることもあります。

②脳血管性認知症

「脳血管性認知症」とは、脳梗塞などで血管が詰まり、脳細胞が死ぬことによって起きる認知症です。

脳梗塞になると、言葉が出にくくなることがあります。言語がうまく操れなくなり、コミュニケーションが十分にできなくなれば、当然、認知能力は低下します。これが、脳血管性認知症の一番わかりやすい例です。

多くの場合、認知機能の低下だけでなく、体を動かしにくくなったり、麻痺やしびれ感などの症状を伴います。

治る認知症と治らない認知症がある

治る認知症	治らない認知症
・甲状腺機能の衰え ・ビタミンB欠乏症 ・肝臓機能の低下 ・脳腫瘍などによる認知症	・神経変性疾患による認知症（アルツハイマー病など） ・脳血管性認知症（脳梗塞などの後遺症）
↓	↓
適切な処置をすれば治る!	進行をできるだけ遅くすることはできる!

③その他の認知症

①の「神経変性疾患による認知症」、②の「脳血管性認知症」は、要するに脳細胞が死ぬわけですから、それによって認知機能の低下が起きるのはわかりやすいと思います。

一方、それ以外の病気で起きる認知症も意外と少なくありません。

たとえば、女性に多いのが甲状腺の機能の衰えによる認知症です。甲状腺は、簡単に言うと体の代謝を上げ下げする役割を持っています。

これが衰えると、まず冷え性が始まり、だるさ、意欲の低下が起き、やがて認知機能の低下につながります。

ただ、甲状腺の機能低下は、血液検査ですぐに判明します。

また、ホルモン剤の投与によって回復するため、適切な処置をすれば認知機能ももとに戻ります。

つまり、このタイプの認知症は、「治すことのできる認知症」なのです。

同様に、お酒を飲みすぎると起きるビタミンB_1欠乏症による認知症も「治る認知症」です。

これは、不足しているビタミンB_1を投与すれば治ります。

肝臓機能の低下による認知症も、肝臓の治療によって治すことができます。

脳に腫瘍ができたり、水が溜まったり、血腫ができた結果、正常な神経が圧迫されて認知症になってしまう場合もあります。

この場合は、脳の手術によって治療できるパターンもあります。

ほかにも、認知症を引き起こす病気はいくつもあり、その多くは「治療が可能」なのです。

「治る認知症」は早めに発見し、治療を行うことが大切です。

ポイント

- 認知症は、原因となる病気で3つに分けられる。①神経変性疾患による認知症。②脳血管性認知症。③その他の認知症。
- 「③その他の認知症」は、「治る認知症」も少なくない。

認知症のキホン

年をとれば、認知症になる確率は……100%!?

「治る認知症」をいくつか紹介しましたが、それ以外の認知症は、今の医学では残念ながら「治らない認知症」です。

先ほどの分類で言うと、①「神経変性疾患による認知症」と②「脳血管性認知症」が、現在の医療制度では「治らない認知症」にあたります。

これらの認知症は、簡単に言えば脳の老化によって出てくる症状。つまり、年をとれば誰だって「認知症」とは無縁ではいられないということです。

ではなぜ、近年、認知症は大きな問題とされるようになったのでしょうか？

ひと言で言えば、「長生きする人が増えたから」です。だって、認知力低下は老化現象の1つなのですから、長生きするに伴い、当然罹患する人口も増えますよね。

1965年までの平均寿命は、男性で70歳未満、女性でも70代半ばほど。この時代には、認知症の症状が出る前に亡くなる人が多かったのです。そのため、患者数が少なく、認知症が問題になることもありませんでした。

現在では、女性は87歳、男性は81歳を超える平均寿命となり、長生きをする人が増えています。その結果、認知症になる人も増えました。

「人生100年時代」と言われるように、今後もっと平均寿命が延びていけ

日本の平均寿命と寿命中位数

「寿命中位数」とは、生命表上で、出生者のうちちょうど半数が生存すると期待される年数のこと。

西暦（年）	男性		女性	
	平均寿命	寿命中位数	平均寿命	寿命中位数
1955	63.60	69.79	67.75	74.19
1965	67.74	72.00	72.92	77.04
1975	71.73	75.31	76.89	80.17
1985	74.78	78.06	80.48	83.38
1995	76.38	79.49	82.85	85.73
2005	78.56	81.56	85.52	88.34
2018	81.25	84.23	87.32	90.11

（厚生労働省「平成30年簡易生命表の概況」より）

ば、認知症はより身近になっていくことでしょう。

とはいえ、**認知症を発症する時期をできるだけあとにすることはできます。認知症になったとしても、その進行を「できるだけゆっくり」にすることもできます。**

そのためにやるべきことが、私のオススメする「認知症予防のカキクケコ」メソッドです。

100歳まで頭も体も元気でいきいき暮らせる人と、早めに認知症になってしまう人との差は、それまでにどんな生活をしてきたか……にかかっています。

ポイント

- 誰でも脳は老化する。だから、長生きすれば認知症になるリスクは高い。
- 認知症の発症をできるだけ遅らせ、進行をゆるやかにするために生活習慣を改善しよう。

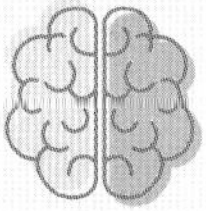

認知症のキホン

100歳になっても元気な脳で生きるための「5つの習慣」

年を重ねても、認知能力を保って元気に暮らせる人。

早い段階で、認知症の症状が出てしまう人。


その違いはどこにあるのでしょうか。

これまで多くの患者さんと接してきた私の経験と最新の認知症研究の成果などから考え合わせると、認知症予防に役立つ生活習慣が見えてきます。

詳しくは以下の章で説明していきますが、まずは項目だけ挙げておきましょう。

認知症を予防し、100歳まで元気に生きるための脳の健康習慣「カキクケコ」メソッドです。

①カ（噛む）

噛むことは、それ自体が「脳トレ」と言っていいほど、脳に非常によい影響を与えます。

日頃からしっかり噛む食生活を心がけること、虫歯や歯周病の予防といった歯の健康管理を心がけることが大切です。

②キ（聞く）

最近、認知症研究で重要な発見がありました。それは、**「難聴が認知症の最大のリスク要因の1つである」**ということ。

聴力を守ることはとても重要です。

また、人の話をよく聞く柔軟な姿勢、思考も、脳の若さを保つためには心がけたいところ。
その意味でも、「聞く」ことを大切にしていきましょう。

③ク（口元）

「楽しいから笑う」のは当然ですが、その逆に「笑うと楽しくなる」という性質も人間の脳は持っています。**楽しい感情は脳を活性化します。**ストレスケアなども含めて、笑顔を増やす生活習慣を実践しましょう。

④ケ（血管）

血管の老化はさまざまな病気の原因となります。なかでも、脳に与える影響は深刻です。

血管が若ければ、脳も若いということ。血管を守るという観点から、食生活、睡眠、運動などの生活習慣を見直していきましょう。

⑤コ（交流）

リタイアして人との接触が減ると急に認知症になる……なんて話を聞いたことはないでしょうか？

逆に言うと、**人との交流は脳を活性化させるために非常に有益です。**

SNSなど現代的なツールも活用しながら、（特に仕事関係以外の）人間関係を充実させていきましょう。

＋チャレンジ

最後に認知症予防の効果をさらに強化する「チャレンジ」についても紹介しましょう。

常に好奇心を持ち、新しいことに挑戦する。変化を楽しむ。**チャレンジする姿勢は、生きがいと刺激ある生活につながり、脳と体の若さを保ってくれます。**

ポイント

100歳まで元気に生きるためには、日常生活の習慣が重要。「カキクケコ＋チャレンジ」を常に意識しよう。

認知症のキホン

やりたいことをやって、楽しく生きるために

今挙げた5つの習慣「カキクケコ」メソッドは、実は認知症予防のためだけに有効な方法ではありません。

脳を元気に、健康にする生活習慣ですから、認知症が気になりだした年代の方はもちろん、若い世代の方にとっても非常に有益なのです。

認知症は、「認知機能が低下すること」でしたね。そして、認知機能は、人間らしい頭の働き全般のことだとお話ししました。

つまり、認知症予防のための生活習慣「カキクケコ」メソッドは、頭の働き全般をよくするもの。脳を元気に、高性能にする習慣でもあるのです。

脳が元気になって、頭の働きが高性能になれば、当然ながら仕事のパフォーマ

ンスは上がるでしょう。私生活や趣味も、いきいきと楽しむことができるでしょう。

つまり、より充実した生活を送ることができるのです。

認知症予防はもちろん大切なのですが、

「認知症にならないように、これに気をつけて、あれも気をつけて……」

と心配ばかりしているのでは楽しくありませんよね。

それよりも、

「脳が元気になる習慣を実践し、ハイパフォーマンスで、楽しく充実した生活を目指す！」

という姿勢のほうがずっと前向きで、元気が出てくると思うのですが、いかがでしょうか？

何歳になってもシャープな頭で、素敵な人を目指そう！

というわけで、「カキクケコ」メソッドをオススメする真の目的は、**「どんなに年をとっても、シャープな頭を持つ、魅力的な人になろう！」**です。

これは単に「認知症を予防する」というだけではありません。

シャープな思考。

ポジティブな感情。

柔軟な感性。

こうした意味も含めて、高い認知能

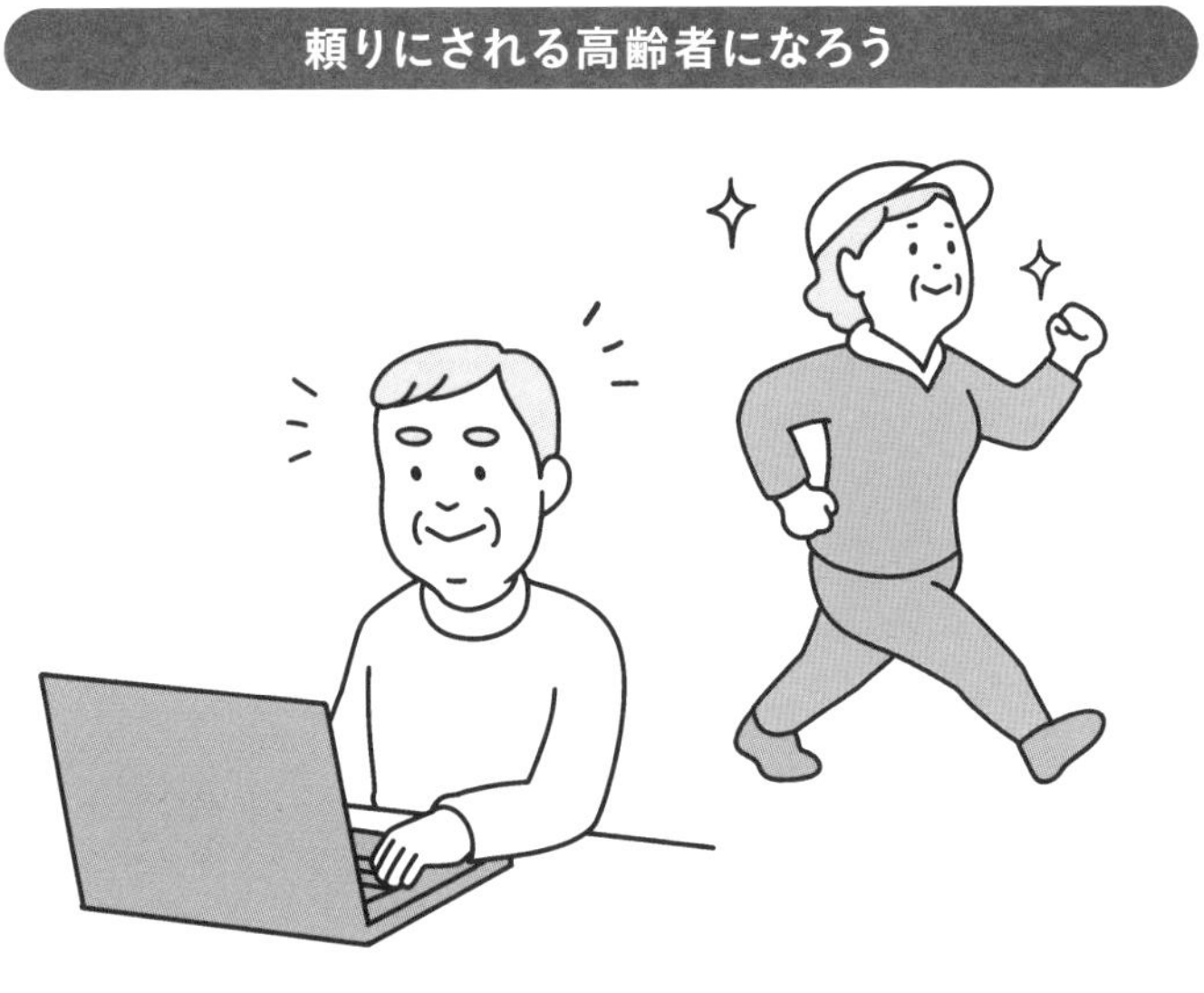

力を手に入れる。そして、そのハイパフォーマンスな脳を維持したまま、年をとっても魅力的な人になる。

そうすれば、定年後にも頼りにされるでしょう。いくつになってもやりたいことをやって、楽しく生きることができるわけです。

脳も体も元気でいられれば、自然に認知症を予防することもできます。

そのために必要なのは、日常生活のなかでの「ちょっとした努力」（つまり、カキクケコ習慣）の積み重ねだけなのです。

次の章から、具体的にどんな習慣を実践すればいいのかを説明していきますね。

ポイント

✓ やりたいことをやって、楽しく生きる。後悔なく人生を過ごすために頭を鍛えることが、最強の認知症予防である。

動物も認知症になるの？

犬や猫と一緒に暮らす人が増えてきました。最近では動物の医療も充実し、栄養状態がよくなってきたこともあり、人間同様、長生きするペットも増えてきたようですが、犬や猫でも認知症になるのでしょうか？

「認知症になる」が正解です。

日本獣医学会のホームページにも「猫の認知症」のことが書かれていますが、高齢に伴う脳の萎縮（人間で言うアルツハイマー病）や脳の病気（脳《のう》腫《しゅ》瘍《よう》、脳《のう》炎《えん》、脳《のう》梗《こう》塞《そく》など）に伴って認知症になります。

加齢に伴う認知症では、脳の神経細胞が減少することで、人間と同じように、徘徊行動、過食や夜泣きなどの異常行動が出ることもあるそうです。

たとえ認知症になったとしても、大切な家族の一員ですから、最期まで責任を持って面倒を見てあげたいですね。

第 2 章

「カキクケコ」メソッド「カ」

最高の脳トレは「噛む」!

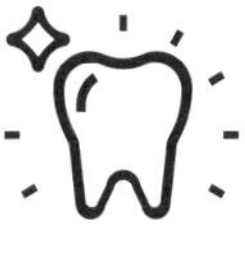

「カキクケコ」メソッド 01

噛《か》む

噛む力を保って、「海馬」を育てる

「高齢者が元気に暮らすためには歯を守ることが大切」。

最近、「歯」に注目が集まってきたと思いませんか？

厚生労働省では「８０２０（ハチマルニイマル）運動」と称して、80歳になっても自前の歯を20本保とう、という運動をすすめています。

歯がしっかりしていて、ものを噛んで食べられるということは、健康の基本。

特に高齢にさしかかってからは、認知症予防も含めて、「歯の健康が、心身の健康に与える影響が大きい」ということが認められてきたのです。

歯の重要性については、愛知県知多半島の65歳以上４４２５名の健康な方を４年間追跡・分析したデータがあります。年齢や疾患の有無、生活習慣等に関係なく、自分の歯が20本以上ある人に対して、歯がほとんどなく義歯も未使用の人は、認知症の発症リスクが1・85倍も高くなり、歯はなくても義歯を入れていればリスクが1・09まで下がるということがわかりました。

噛まないと脳の成長が止まる！

噛む力と認知力の低下の関係では、広島大学の研究にも興味深いデータがあります。遺伝子操作でアルツハイマー型認知症を発症したマウスを、「奥歯を抜いて噛む力を弱らせたマウス」と「歯がそろったマウス」に分けて比較したところ、**奥歯を抜いたマウスのほうが学習能力、記憶能力があきらかに低下していました。**

なぜ、「噛む力」と「記憶力」が関係するのか？

まだ議論は続いているのですが、おおまかに言うと、これには脳の「海馬」と言われる部分が関係しています。

海馬は、脳の側頭葉にあるタツノオトシゴのような形の器官で、記憶力をつかさどっています。

海馬の機能が衰えると、昔のことは覚えていても、最近のことが覚えられなくなります。

つまり、新しい情報を覚えづらい認知症の人は、海馬がうまく働いていないと考えられるのです。

さて、海馬は常に細胞分裂をして、成長を続けています。この成長に関わっているうちの1つが噛むこと。

つまり、**「噛むことは脳の海馬を成長させるための『脳トレ』になっている」**と言えます。

しっかり噛む習慣がある人は毎日脳を鍛えることができているのに対し、歯を失って噛むことができなかったり、やわらかいものばかり食べていて噛む回数が少ない人は、どんどん海馬が衰えていってしまう……ということになりかねません。

運動しないでいると、筋肉が衰えて寝たきりになってしまうのと同じことです。

噛むことは脳を鍛えてくれるだけでなく、必要な栄養を吸収しやすくしたり、食べすぎによる肥満も防いでくれるので、血管を守ることにもつながります（血管については、第5章で詳しく説明します）。

認知症予防だけでなく、体にとって「噛む」ことがとても大切なのです。

Dr.菅原の
ワンポイント

噛むことは、もっとも身近で効果的な「脳トレ」になる。
歯を守り、噛む習慣を身につけよう。

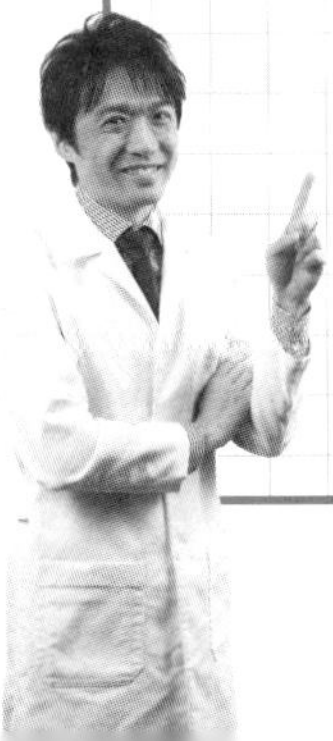

「カキクケコ」メソッド 02

噛《か》む
「飲める」食べものは選ばない

噛むことと認知症の関係性について調査している医学博士の小《お》野《の》塚實《づかみのる》先生は、「噛む行為で、記憶の中枢である海馬が活性化するだけではなく、判断力や創造性、感情の制御や意思決定などをつかさどる前頭前野が活性化がする」ことを指摘しています。噛むことを意識する機会が少なくなってきた私たちは、どのようなことに気をつければいいのでしょうか？

飲む食べものだけでなく、かきこんでしまう食べものにも注意！

たとえば、食事の代わりになるゼリー飲料などは、忙しいときに利用している人も多いと思います。

健康とダイエットのために、朝食は野菜や果物をジューサーにかけたスムージーだけ……なんて人もいるでしょう。

こういう「飲む食べもの」は便利なものです。ですが、あまりにも多用すると噛む機会が減り、噛む力を失ってしまいます。

スープや麺類なども、食欲がないときにさっと食べられるのはありがたいですが、やはり噛まずに飲み込めるものが多いですね。伊勢うどんなどは、歯を使う必要がないくらいやわらかくて、たしかにおいしいものです（私も好きです）。

ですが、「噛まなくてもよいもの」ばかり食べるのはよくありません。

カレーライスなども、スプーンで口に含んだあと、ほとんど飲むようにかきこめてしまいます。「カレーライスは飲みもの！」なんて言う人もいるほど。

「飲める」ような食べものを、完全に排除する必要はないのですが、偏りすぎていないか注意してみましょう。そして、ちゃんと噛まなくては食べられない、歯ごたえのある食事を増やしていくようにしたいものです。

ゆっくり食事をとる人は健康

昼食にいつも同じ定食を食べている人がいるとして、昼休みをちゃんととれるときと、急いで食べて仕事に戻らなくてはならないときとでは、食べるのにかかる時間は違うはずです。

食べる時間が短くなれば、そのぶん噛む回数も減ります。

せっかく歯ごたえのあるメニューを選んでも、ろくに噛まずに飲み込んでしまっては意味がありません。

しっかり噛んで食べる習慣をつけるためには、食事の時間をちゃんととって、ゆっくりと食事を楽しむことも大切です。

特に、忙しいときほど注意をしたいところ。急いで昼食をかきこんで仕事に戻っても、節約できる時間はせいぜい10分くらいでしょう。その10分が惜しい、というときは仕方がありませんが、忙しいからこそ昼食はゆったりとした気持ちで楽しんだほうが、かえって午後からのパフォーマンスは上がります。

もちろん、消化だってよくなります。

また、食事の時間くらいは十分にとれるようにスケジュールを見直すことで、仕事全体を効率化できるかもしれません。

勤務時間中はどうしてもゆっくり食事をとる時間がない人なら、そのぶん朝食や夕食など、どこかで時間をかけて食事するように心がけましょう。

食事のときには「ひと口につき、30回噛む」のが理想と言われています。

これを目標に、少しでも多く、食事時間を確保するようにしましょう。

食事時間がとれない人の救世主は「ガム」!

「忙しくて、本当に食事の時間がとれない!」

そんな方に朗報です。補助的な手段として、「ガム」を活用してみましょう。

なかなかゆっくり食事をとれない人でも、ガムだったら仕事をしながら、あるいは移動中などでも手軽に「噛む回数」を増やすことができます。

問題は、ガムを噛むことで砂糖をとってしまうこと。これは歯にもよくありませんし、血糖値の管理のうえでもよろしくありません。

現在は歯に優しいキシリトール配合のガムがたくさん出回っています。歯の健康やダイエットに悪影響を与えないものを選び、上手にガムを活用しましょう。

おやつにはナッツがオススメ

仕事の合間のリフレッシュに、あるいは小腹が空いたときにおやつをつまむ習慣がある人は多いと思います。

間食と言うと、ついつい甘いお菓子やちょっとしたパン類などに手が伸びがちですが、ここでもちょっと選択肢を変えてみましょう。

「しっかり噛まなければいけないおやつ」をあえて食べるようにするのです。

オススメは**ナッツ類**。アーモンドやカシューナッツ、クルミ、ピスタチオなどさまざまな種類がありますが、どれも固くて水分が少ないので、しっかり噛まなければ飲み込めません。

ナッツ類は糖質制限をしている人にもすすめられています。菓子パンなどを食べるのと比べると、糖質のとりすぎを防ぐうえでも有益です。

さらに、ナッツには体の調子をよくしてくれるＥＰＡやビタミンＥなどの栄養素が含まれていることも見逃せません。

Dr.菅原のワンポイント

噛む回数を増やすための4カ条。

①「飲める」食べものをとりすぎない。
②ゆっくりと食事を楽しむ時間を確保する。
③ガムを活用する。
④おやつにはナッツがオススメ！

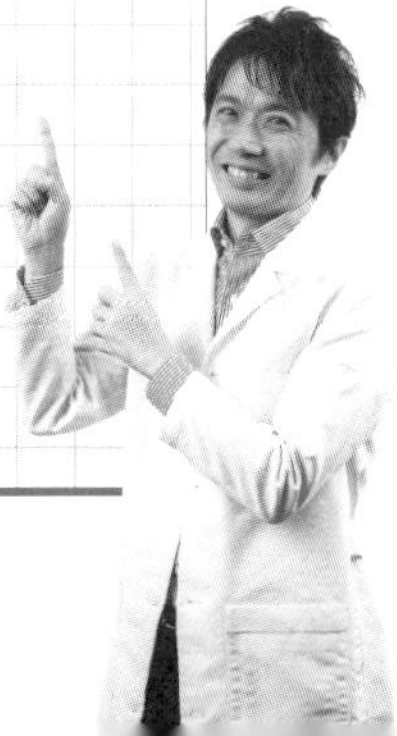

「カキクケコ」メソッド 03

嚙《か》む

「サバ缶」を積極的に食べる

最近は、健康のため、ダイエットのために糖質を制限したり、糖質オフの食事をしたりする人が増えています。

極端に糖質を減らす食事が体にいいのかどうかについては、専門家の間でも議論が続いています。簡単に「糖質制限はオススメ」と言うことはできません。

ただ、医学的にもたしかなことが2つあります。それは、**「糖質（炭水化物）をとりすぎるのはいけない」**ということ。そして、**日本人は炭水化物をとりすぎている人が多い**ということです。

引っ越し屋さんのように運動量の多い仕事をしている人は、そのぶんエネルギーもたくさん必要ですから、山盛りのご飯を食べるのもいいでしょう。これに対して、デスクワークなど体を動かさない仕事をしている人は、燃料となる糖質をそれほど必要としません。余った糖質は、内臓脂肪を増やすだけです。

ご飯などを主食にしておかず（副食）を添える、という伝統的な日本の献立は、気をつけないと炭水化物が多すぎになりがちなのです。

日本人にはたんぱく質が足りない

炭水化物が多すぎる一方で、日本人の食事に不足しているのは「たんぱく質」。

ご飯や麺は食べすぎなのに、肉や魚が足りていません。

学生や若いビジネスマンのなかに、お昼ご飯はカップラーメンにおにぎり、野菜ジュースといったメニューで済ませている人をよく見かけます。ボリュームがあっておなかはいっぱいになるでしょうが、たんぱく質はほとんどとれません。

コンビニやファストフードで糖質ばかりとりがちな若い人も問題なのですが、**今、もっと深刻とされているのが、高齢者のたんぱく質不足**です。

厚生労働省が最近発表した基準案（※「『日本人の食事摂取基準』策定検討会報告書」より）でも、65歳以上の高齢者のたんぱく質不足改善に警鐘を鳴らしており、「少なくとも」1日に体重1キロあたり1グラムのたんぱく質をとるべきだとされています。

体重60キロの人なら、1日に60グラムですから、卵だと約10個分。肉にすると240グラム分のたんぱく質です。かなりの量ですよね。

なぜ、これだけたくさんのたんぱく質が必要なのでしょうか？

それは、たんぱく質が足りないと筋肉の量が減ってしまって、筋力や生活能力が低下してしまうからです。すると、どうなるか？　老化が進んでフレイル（虚弱状態）になれば歩けなくなり、さらに筋力低下に……という悪循環につながります。どんどん運動習慣が減り、もちろん、認知症のリスクも高まります。

だからこそ、年をとるほど意識して、しっかりたんぱく質をとることが必要なのです。

しかも、たんぱく質が豊富な食品には、肉や魚介類、あるいは豆類など、歯ごたえがあるものが多い。

噛む回数を増やすうえでも、たんぱく質を増やすというのはよい選択です。

炭水化物（糖質）が多くて、たんぱく質が少ない食事になりがちな理由は、日本食がご飯中心だからですが、ほかにも「値段の問題」があります。

ご飯や麺類、パンに比べると、肉や魚は高いのです。逆に言うと、炭水化物は安くエネルギーを補給でき、おなかがいっぱいになるというコストパフォーマンスに優れた食品だから、糖質過多になってしまうのですね。

コストパフォーマンスのいい食材「サバ缶」

とは言え、お財布にかかる負担が大きすぎると、どんなに栄養的に優れた食習慣でも持続することはできません。安くておいしいたんぱく質を探しましょう。

たとえば肉であれば、**鶏肉**。魚介類なら、**サバやサンマ、イワシ**といった青魚が比較的安価です。そのうえ、**青魚にはオメガ3と呼ばれる脂がたっぷり含まれていて、血管をしなやかに保つのでオススメ。**

青魚の健康効果もあって、最近、ちょっとしたブームになっているのが**サバの缶詰**です。サバ缶は安いだけでなく、缶を開ければ食べられる手軽な食品です。ぜひ、活用してみましょう。

先日、テレビで共演した三浦雄一郎さんは、毎日朝ご飯にサバ缶を食べているそうです。サバの水煮缶を1つ開け、生卵と一緒にかき混ぜたものにそうめんを入れて食べる。卵も加わって、

安くて豊富なたんぱく質を含む食品一覧

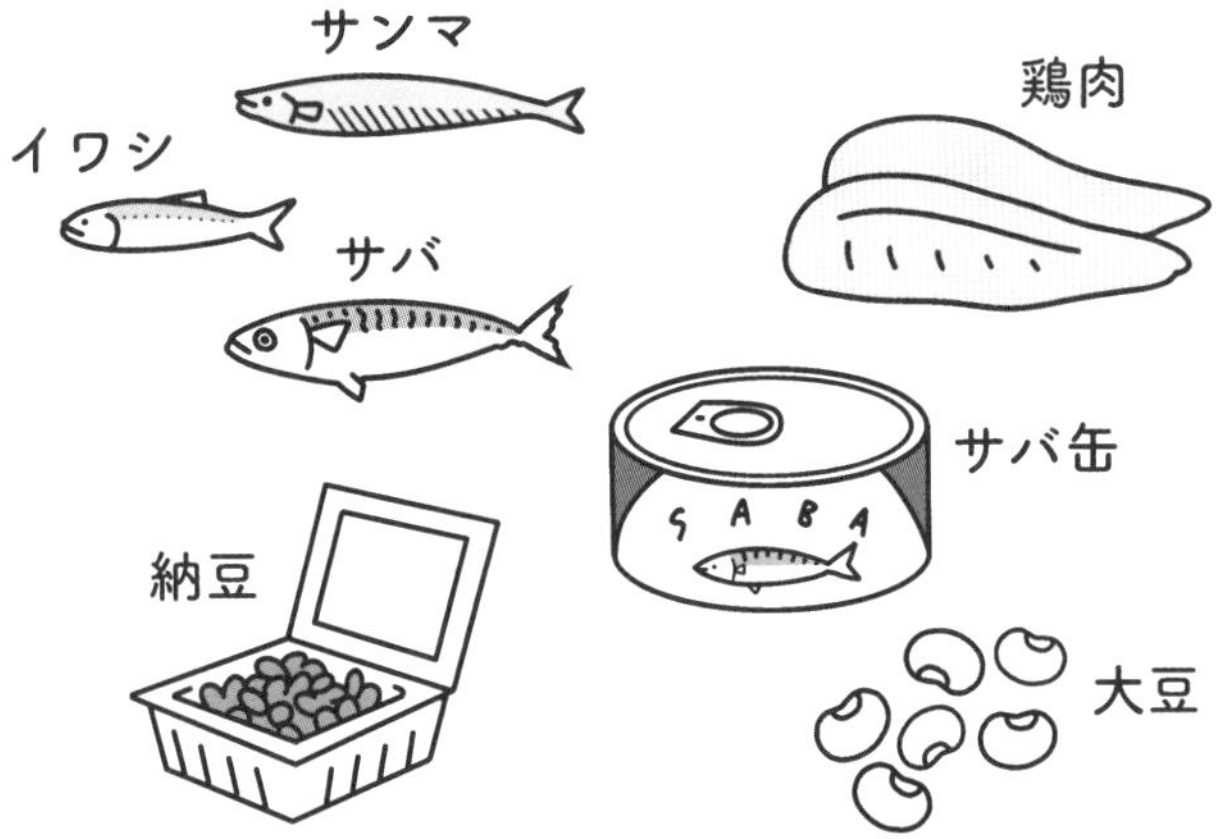

たんぱく質たっぷりなメニューです。

87歳になっても現役で登山やスキーを続けていらっしゃる三浦さんの元気の源は、サバ缶だった……と言ったらおおげさですが、体にいいことは間違いありません。骨までしっかり噛んでいただきましょう。

コストが安いたんぱく質としては、豆類もオススメ。特に**納豆**は、すぐに食べられるので便利です。苦手でなければ積極的にとるようにしてください。

Dr.菅原のワンポイント

たんぱく質の多い食事は、噛む回数を増やし、老化を防いでくれる。安くておいしい高たんぱく食を積極的に取り入れよう。

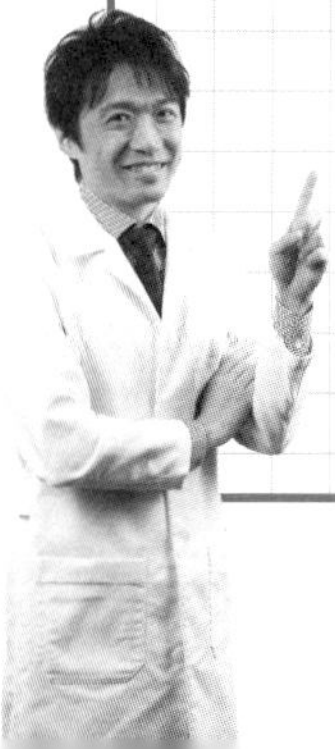

「カキクケコ」メソッド 04

噛《か》む

「歯周病」は何があっても防ぐ

口の機能が低下し、食べる機能が衰え、さらには心身の機能までもが低下してしまうような負の連鎖が生じることを「オーラルフレイル」と呼び、最近注目されています。このオーラルフレイルの状態になると、口の中が健康な人に比べて要介護認定は２・３５倍、死亡率は２・０９倍というデータがあります。だからこそ、厚生労働省は歯を守る「８０２０運動」をおこなったり、歯科の先生たちは「歯科医院は痛くなってから行くところではなく、痛くならないために行くところ」と予防することに力を入れています。

虫歯にならないように気をつけるのはもちろんのこと、特に怖いのは歯周病。歯ぐきをやられてしまうと歯が抜けてしまうばかりでなく、認知症のリスクを高め、動脈硬化を引き起こすこともわかっています。

身近ですが、歯周病は、実はきわめてリスクの高い病気なのです。

歯磨きを丁寧にしたり、定期的に歯医者さんに通って歯石をとってもらうことはとても大切です。

歯の磨き方の基本の「キ」

では、**歯周病や虫歯を防ぐためにやるべきことは何かと言えば、まずはなんと言っても「毎日の歯磨き」**。

歯の磨き方については、専門家である歯医者さんが役に立つ情報をたくさん発信してくれていますので、ここでは基本的なアドバイスだけをしておきましょう。

◎できるだけ毎食後、歯を磨く。歯を磨けないときでも、せめて口をゆすぐ。

本当に当たり前のことですが、まずはここから始めましょう。

磨くタイミングについては、食後すぐがいい、あるいは食後30分たってからのほうが歯に優しい、と意見が分かれていますが、とりあえずは**忘れないうちに磨くように**すればいいでしょう。

◎歯磨きは、歯石のもとになる歯垢をとることが目的。

歯垢をきちんととるには、歯と歯の間、歯と歯ぐきの境目を細かく、丁寧に磨かなければなりません。さらに、**歯間ブラシやデンタルフロス（歯の間を掃除する糸）も活用しましょう。**

歯磨きの3つのポイント

①毎食後
歯を磨こう。

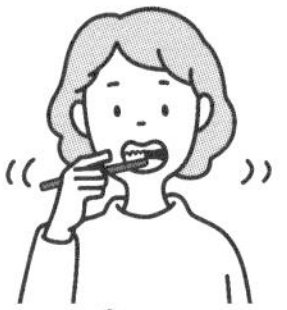

②デンタルフロス
を使おう。

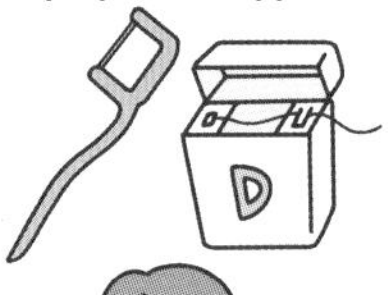

③あまりに強く
磨くのはNG！

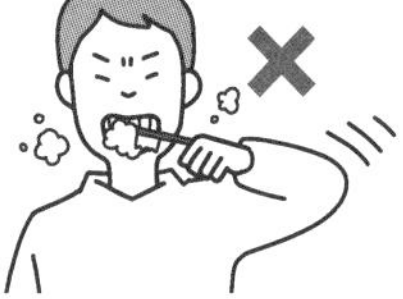

◎磨くときに、力を入れすぎない。

あまりに強く磨くと、歯ぐきが傷ついたり痩せたりしてしまって、かえって歯周病の原因になると言われています。

歯ブラシの毛先がすぐ開いてしまう、という人は**力を入れすぎている可能性があるので、注意しましょう。**一定以上の力を入れると柄がカチッと鳴って教えてくれる歯ブラシもありますから、それを使ってみるのもいいでしょう。

また、最近ではアプリと連動して磨き残しを教えてくれる電動歯ブラシも発売されているようです。試してみる価値はあるかもしれません。

Dr.菅原のワンポイント

歯周病は認知症だけでなく、動脈硬化にもつながる怖い病気。歯を守るために、まずは毎食後の歯磨きを徹底しよう。

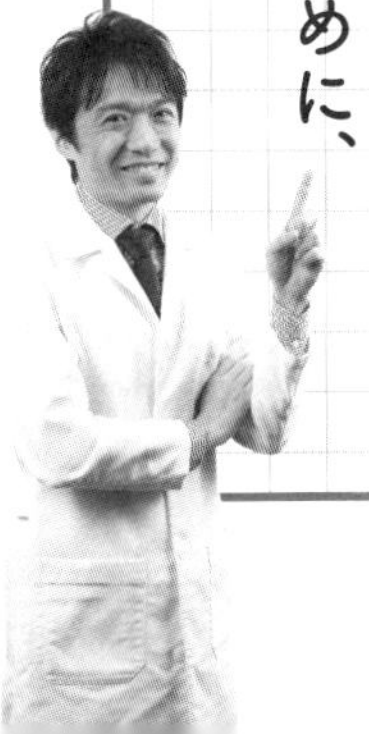

「カキクケコ」メソッド 05

噛《か》む

歯医者さんと仲良くする

ところで、私は歯間ブラシではなく、水圧で歯の隙間を掃除する洗浄器を使っています。

たしかに汚れがとれているので、効果はあると自分では思うのですが、知人の歯科医は「本当にそれ、効くの？」と懐疑的です。

歯のケアについては、先ほどの歯を磨くタイミングのように、専門家の間でも意見が分かれていることもあります。

電動歯ブラシをすすめる歯医者さんもいれば、手で磨いたほうがいいと言う歯医者さんもいます。

もちろん、どんなケアがいいのかは個人差もあるでしょう。

いずれにしても、素人が自分で正しいケアを選択するのはなかなか難しいもの。**ぜひ信頼できる歯医者さんを見つけて、自分に合ったケアのアドバイスをもらいましょう。**

「歯医者さんは苦手で……」と言う方も多いのですが、歯と体の健康を守るためには積極的に仲良くしたいものですね。

歯のケアをすれば、トータルの医療費も安くなる

虫歯や歯周病になる前に歯医者さんに定期的に通って予防を目指すのが、近年定着してきた「予防歯科《よぼうしか》」という考え方です。

「治療だけでは儲からなくなってきたから、経営的な観点から歯科医がこういうことを言い出した」という見方をする人もいますが、そんなことはありません。

たとえば3カ月に1回、何もなくても定期的に歯医者さんに診てもらうようにするとします。

虫歯や歯ぐきの問題がないか検診してもらって、歯石のクリーニングをしてもらっても、自己負担はせいぜい3000円程度。1年に4回通ったとしても、1万2000円です。

ついでに、保険の効かない歯磨きの指導を自費で1回受けたとして、これも5000円くらいが相場でしょう。合わせて1万7000円です。

仮に虫歯になってしまったら、1本の治療でもこのくらいのお金がかかることもあります。

もっとひどいことになって、入れ歯をつくったりインプラントを入れたりするとなれば、それこそ何十万円という単位のお金が飛んでいくでしょう。

前項でも説明したように、現在、**歯周病が全身の病気の原因になるとも言われていますから、それを考えたら、年に4回、あるいは2回でも、歯医者さんに通うほうが結局は安上がりではないでしょうか。**

もちろん、お金だけの問題ではなく、病気になる前に予防するというのは健康を保つための基本です。

ひどい虫歯になってから歯科に行くと、そのぶんつらい治療が待っています。今は優れた麻酔技術があり、歯医者さんで痛い治療をされることはほとんどありませんが、歯をゴリゴリ削られたり、抜かれたりするのはやはりイヤなものですよね。**ですから、歯医者さんが苦手な人ほど、頻繁に通っておきましょう。**

虫歯になる前に、あるいはごく軽い虫歯のうちに対応したほうがラクです。

歯のケアの負担をできるだけ軽くするために、3カ月に1回、歯医者さんに通うようにしてください。

Dr.菅原のワンポイント

歯を守るためには、歯医者さんと仲良くすること。年に2回、できれば4回は通うようにしよう。

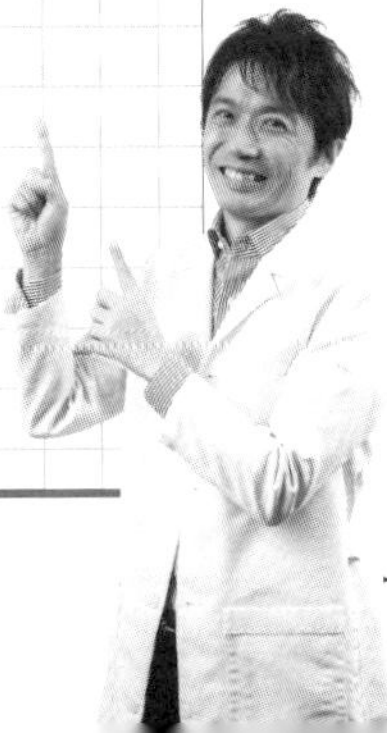

「カキクケコ」メソッド 06

噛《か》む

インプラント、入れ歯は「品質」で選ぶ

ちゃんとケアをしていても、年齢とともにある程度の歯が失われるのは仕方がありません。虫歯になりやすい人、歯ぐきが弱い体質の人もいるでしょう。

また、すでに入れ歯やインプラントのお世話になっている人もいると思います。

「噛む習慣」を維持するために、必要なら入れ歯やインプラントを正しく使うことをためらわないでください。

「年寄り臭くて恥ずかしい」なんて意識の方もいるかもしれませんが、使える道具は活用してしっかり噛む生活をしたほうが、結果的に若さを保てるのです。

入れ歯やインプラントの選び方について、詳しくは専門家にお任せしますが、1つだけアドバイスするとしたら、**「品質を重視」**してください。

入れ歯もインプラントも高い買いものです。どうしても格安なものに目が行く気持ちはわかります。とはいえ、結果的に自分に合わないもの、噛む力を長く保持できない品質のものを選んでしまっては「安もの買いの銭失い」。これで健康まで失ってしまっては、意味がありません。

もちろん、単なる「安もの」を売っているのではなく、患者さんの懐具合を考えて格安でインプラントや入れ歯を提供している歯科医院もあるでしょう。そういう良心的な歯医者さんを見つけるためにも、改めて「歯医者さんと仲良くしましょう」と言っておきたいと思います。

Dr.菅原のワンポイント

入れ歯やインプラントを敬遠しないほうが、結局は若さを保てる。「格安」に惑わされず、質の高い施術をしてくれる歯医者さんを見つけよう。

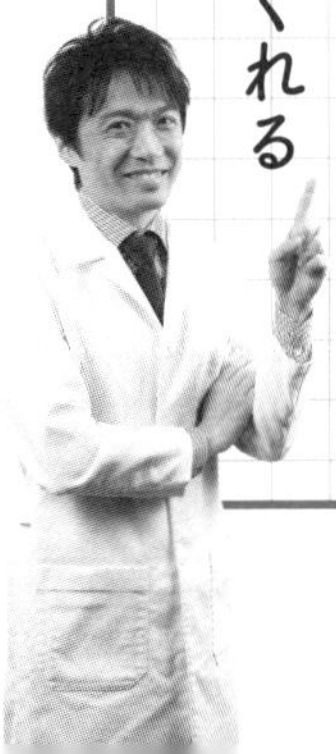

「噛まない」医者の不養生

「食事のときは、しっかり噛まないと、健康に悪いですよ～」などと、偉そうなことを言ってきましたが、すみません……。私を含め、医者というのはたいてい「早食い」です。

緊急対応に追われがちな外科医や産婦人科医などが食事の時間をゆっくりとりにくい代表格ですが、内科の医師でも、診察時間内に診察が終わることはそうそうありません。

私自身、緊急医療の現場にいた頃はもちろんのこと、開業医になってからも診察時間が押して、ほとんど昼休みがとれなかったりするので、いつでもどこでも5分くらいで食事を済ませてしまう「早食いの特技」を身につけてしまいました。

これこそ「医者の不養生」「紺屋の白袴」です。大いに反省しなければいけませんね……。

第3章

「カキクケコ」メソッド「キ」

「聞く」力を守って、認知症の最大リスクを防ぐ！

「カキクケコ」メソッド 07

聞《き》く

認知症最大のリスクとなる「耳」を守る

認知症のリスク要因にはいろいろなものがあります。

生活全般にわたって、「こういう生活をしていると認知症になりやすい」という習慣は指摘できます。だからこそ、その対策も生活のあらゆる面で考えていかなくてはいけません。

そこで本書でも、「認知症予防のカキクケコ」として幅広いアドバイスをしているわけです。

では、いろいろあるリスク要因のなかでも、もっとも危険なのはなんでしょう。

もちろん、場合によりますし、人にもよります。とはいえ、専門家の間では、一般論として認知症の最大のリスク要因とされているものがあります。

それが**「難聴」**です。

「聞こえづらさ」が認知症のリスクになるなんて、驚きですよね。

2017年の国際アルツハイマー病会議でも、世界でもっとも権威のある医学雑誌『ランセット』の委員会が、こんな発表をしています。

◎難聴は高血圧、肥満、糖尿病など9つの危険因子の1つである。
◎予防できる要因のなかでは、難聴が認知症のもっとも大きな危険因子である。
◎特に、中年期の難聴の放置が認知症の最大のリスクである。

つまり、耳が聞こえづらくなったのにそれを放っておくと、認知症になりやすくなる……と指摘しているのです。

私たちが予防できる認知症の原因のなかでは、「聞こえづらさ」に一番気をつけましょう、というのが専門家の見解です。

耳が弱ると、社会的に孤立する

耳が聞こえづらくなると、なぜ認知症になりやすいのでしょうか？
難聴は次のような順番で認知症につながっていきます。

①耳が聞こえづらくなる

↓

②コミュニケーションがうまくいかなくなる

↓

③社会的孤立（人との交流が減る）

↓

④認知症

悪循環!!

耳が聞こえづらい人は、他人から何かを言われたときにうまく聞きとれず、「は？」と聞き返すことが多くなります。あまり繰り返し聞き返すのは気が引けますから、しだいに聞き返すのをやめて、わかったふりをするようになったり、そもそも会話自体を避けるようになったりしていきます。

話しかけるほうも、何度も聞き返されるのは億劫《おっくう》です。「わかった、わかった」と言っていたのに、実は全然わかっていなかった……なんてことが繰り返されると、ストレスも溜まります。すると、だんだんとその人には話しかけなくなっていきます。

詳しくは第6章でお話ししますが、コミュニケーションがうまくいかなくなった結果、難聴の人は社会的に孤立しやすくなるのです。

孤立してしまうと、人間関係から十分な刺激を受けられなくなった脳は一気に老化していきます。

その先には認知症が待っている……というわけです。

ですから、認知症を防ぐためには、耳を大切にしなくてはいけません。現代社会は大きな音にさらされる機会が多いので、日頃の生活から気をつけていく必要があります。

実際、ＷＨＯ（世界保健機関）は２０１５年にMake Listening Safeという聴力を守るキャンペーンを立ち上げ、現代人の耳を守るためのさまざまな勧告をしています。以下では、これを参考にしていくつかのアドバイスをしていきましょう。

Dr.菅原のワンポイント

「聞く力」が落ちると、社会的孤立につながり、認知症のリスクが高まる。耳を守る生活習慣を心がけよう。

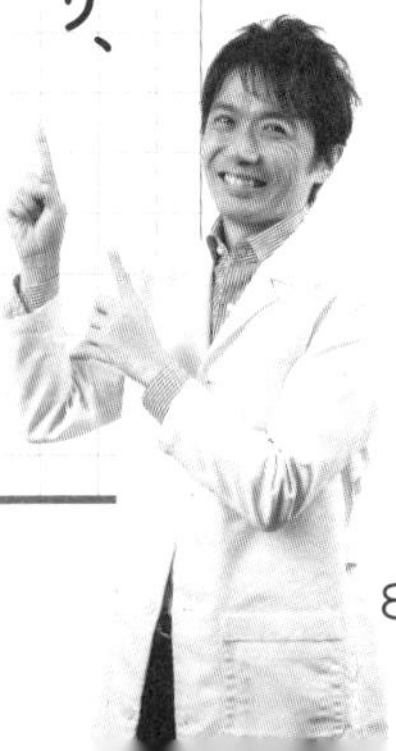

「カキクケコ」メソッド 08

聞《き》く

ドライヤーは1日に15分まで

耳を守るために気をつけることは、基本的に2つ。**「大きすぎる音を浴びないこと」**。そして、**「大きな音を長時間にわたって浴びないこと」**です。

そこで、まず気をつけるのはヘアドライヤーです。

「え？　ドライヤー？」と驚かれるかもしれません。ドライヤーの音は、それほど耳に負担をかけているとは感じられませんよね。

ところが、実は**ドライヤーの音は「かなりの大音量」**なのです。

WHOでは、次ページの表のように、「1日にこのくらいの大きさと時間なら、音にさらされてもよい」という目安を示しています。

たとえば、ジェット飛行機のエンジン直下の音は130デシベルで、許容時間は1日あたり1秒未満。ロックコンサートは115デシベルで、1日あたりなら28秒未満に抑えるべき。このあたりは、「たしかにうるさいもんね」と思いますよね。耳がキーンと痛くなったり、そのあとしばらく音が聞きとりづらくなったりするのが容易に想像できます。

意外なのは、ドライヤーの数値。なんと街の騒音よりも高い「100デシベル」もあるのです！

WHOが定める1日あたりの音圧レベルの許容基準

音圧レベル (dBSPL)	一日あたりの許容基準	音の種類
130	1秒未満	航空機の離陸の音
125	3秒	雷
120	9秒	救急車や消防車のサイレン
110	28秒	コンサート会場
105	4分	工事用の重機
100	15分	ドライヤー
		地下鉄車内の騒音
95	47分	オートバイ
90	2時間30分	芝刈り機
85	8時間	街頭騒音
75	リスクなし	掃除機
70		洗濯機、乾燥機
65		エアコン
60		イヤホンでの適度の音量設定

ロックコンサートやチェーンソーの音ほどではないものの、バイクの音よりも大きい。

東京・渋谷のスクランブル交差点のど真ん中でも、騒音はせいぜい80デシベルと考えると、ドライヤーの音はかなりの大音量です。

ドライヤーの1日の許容時間は「15分」とされています。

15分も使わないという人でも、耳の負担を減らすためには、できるだけドライヤーの使用時間は少ないに越したことはありません。

Dr.菅原のワンポイント

ドライヤーの音でも、1日に15分以上浴びれば難聴の原因になる。生活のなかの危険な音に敏感になろう。

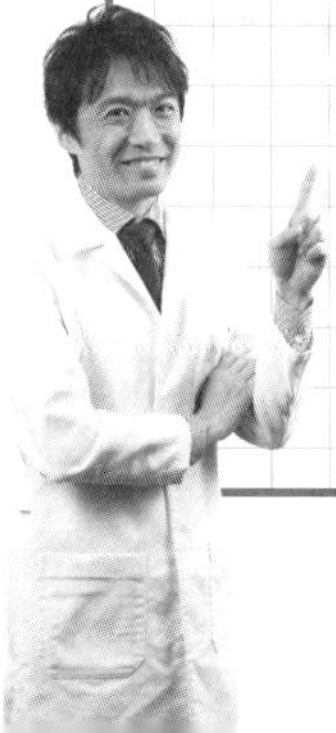

「カキクケコ」メソッド 09

聞《き》く

ヘッドフォンの音量は「半分」にする

かつては、外出中に耳にイヤフォンをしていたり、ヘッドフォンをしていたりするのは、音楽、あるいはラジオを聞いている人くらいのものでした。

しかし、今では誰もがスマホを持ち歩くようになり、動画を見たり、ゲームをしたりするときにもイヤフォンやヘッドフォンを使うようになっています。特に目立つのは若い人たちですが、中高年のあいだでも増えていますね。

イヤフォンの最大音量は、約１２０デシベルほど。さすがにフルボリュームで使う人はいないと思いますが、どのくらいの音量が耳に優しいのでしょうか？

引き続きＷＨＯの目安を引用してみると、イヤフォンでスマホの音を聞く場合には、**「音量は最大の60%までに抑えましょう」**となっています。

これだとだいたい「90デシベル」くらい。それでも先ほどの表によれば芝刈り機と同じレベル（！）なので、けっこうな音量ですよね……。あまり長時間使用しないように気をつけたいもの。

スマホのボリュームは、「フルボリュームの半分程度」までが目安。

もちろん、音量を適切に設定したうえで、長時間にわたって使い続けないことも大切です。

カフェで勉強するときなどに、外の雑音を遮断するためにイヤフォンをしている人もいると思います。雑音を防

適切な音量で音楽を楽しもう

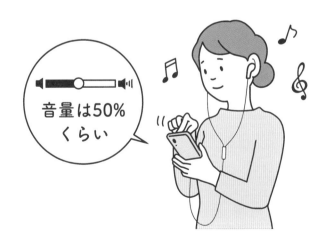

ぐためなら、「ノイズキャンセリングイヤフォン」を使うのもいいでしょう。外部からの騒音を低減できるので、耳栓としても使えますし、比較的小さい音量でも音楽を楽しむことができます。

最近、私が注目しているのは首掛けタイプの**「ウェアラブルネックスピーカー」**などと呼ばれている、スピーカーを首にかけて耳の近くで音を鳴らすものです。

これだと、イヤフォンやヘッドフォンのように耳を覆って直接音を送り込むものに比べると、いくらか負担が少ないかもしれません。

Dr.菅原のワンポイント

イヤフォンやヘッドフォンで音楽を聞くときは、どんなに音を上げても、最大音量の「半分」に！

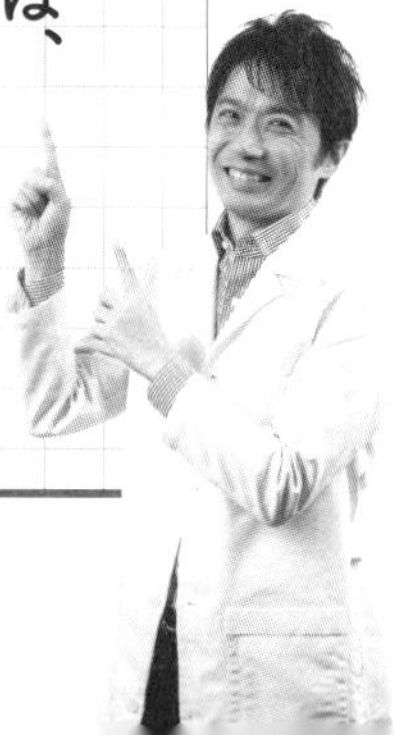

「カキクケコ」メソッド 10

聞《き》く

コンサートや花火大会のあとは「耳いたわりデー」を

最近は、中高年以上の人たちでもコンサートやライブ、野外音楽フェスなどに出かけていく人が増えています。

仕事や日々の生活の息抜きになる楽しいイベントですが、耳の健康のためには少しだけ注意が必要です。先ほどの表では、ロックコンサートの許容時間は1日あたりにすると「たった28秒」でした。

もちろん、コンサートに行けば2時間、3時間と大きな音を聞くことになりますし、フェスに行ったときには、数日間にわたって演奏を聞くと思います。

こうした楽しみを否定するつもりはありません。好きなことを思いきり楽しむことは、認知症予防のためにも大切なことですからね。

ただ、イベントのあと数日は意識して耳を休めるようにする、イベントの「連投」をできるだけ避ける、といった形で耳をいたわってあげましょう。

サッカーなどスポーツの試合も同様です。応援席は大きな音に包まれるからです。スポーツ観戦が趣味の方も、気をつけてください。

意外なところでは、花火大会も要注意。自宅のベランダなど離れたところで観るぶんには問題ないのですが、ときには臨場感を求めて打ち上げの会場まで行って観たくなるものです。

去年の夏、わが家では東京・神宮球場まで花火を観に行きました。会場に行って驚いたのは、音が大きいこと。大人でもちょっとたじろぐほどです。2歳の娘が「怖い！」と泣き出してしまったので、早々に引き上げてきました……（笑）。

「聞く力を守る」という意味では、若い頃から大きな音に気をつけるべきです。特に小さな子どもは耳も敏感なので、大人が気を配ってあげる必要があります。

泣いて表現してくれればまだいいのですが、子どもの場合は何も言わずにダメージを受け続けている場合もあるので、注意してあげましょう。

コンサートやスポーツの試合、花火大会などにお子さんを連れていって、一緒に思い出をつくるのはいいことです。

ただ、そんなときには**耳栓を用意してあげる、あまりにスピーカーに近い席は避ける**などの注意をしてあげてください。

Dr.菅原のワンポイント

コンサートやライブを思いきり楽しんだあとは、「耳の休憩日」をつくってあげよう。

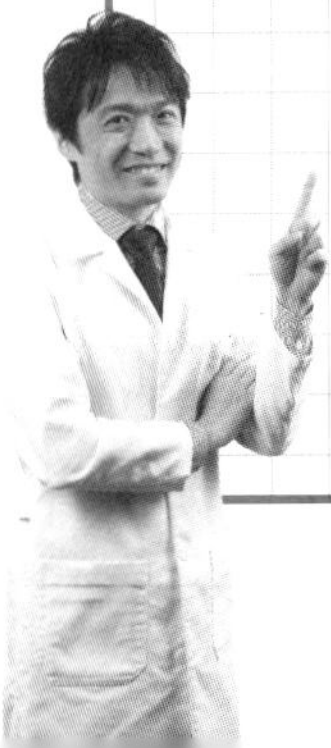

「カキクケコ」メソッド 11

聞《き》く

補聴器は「メガネ」と同じ感覚で気軽に使う

いくら気をつけていても、ある程度の年代になれば、誰でも耳は遠くなってきます。

人によっては、中年くらいから難聴が始まる人もいます。

問題なのは、聞こえにくくなっても対処しないこと。先述したように、中年以降の難聴の「放置」こそが認知症の最大のリスクなのです。

・会話を聞き返すことが多くなった
・後ろから声をかけられると気づかない
・聞き間違えが増えた

・話し声が大きくなった
・車のエンジン音に気づかず、ぶつかりそうになったことがある
・耳鳴りが増えてきた
・テレビのボリュームが大きくなった

このようなことを周囲の方から言われたり、ご本人が自覚されたりしたら、まずは耳鼻科に相談。

難聴の原因によっては、治療可能な場合もありますので、必ず診察を受けてくださいね。

もし、年齢による聴力の衰えであれば、すぐに補聴器を使って聴力を補っていただきたいものです。

そうすれば、難聴が社会的孤立に、そして認知症に……とつながっていくリスクは減らせます。

「おしゃれメガネ」のように、ファッションの一部にしよう

ところが残念なことに、耳が聞こえづらい人は多いのに、補聴器を使う人はそれほど多くありません。なぜでしょうか？

それは、イメージの悪さ（年寄りくさい印象）があるからではないかと私は思っています。

でも、「悪いところを補強する」意味では、「メガネ」と同じことです。

最近では、メガネだけでなく、老眼鏡《ろうがんきょう》を恥ずかしがる人も減りました。おしゃれなデザインのフレームも多くなって、ファッションアイテム感覚で使う人も増えています。

実は、補聴器もコンパクトになり、カラフルでファッショナブルなデザインになっているのですが、まだまだ敬遠する人が多いのは本当に残念です。

「難聴を放置すると認知症につながる」ということがもっと知られれば、使用する人も増えると思うのですが……。

使いやすくなった！　補聴器最前線！

では今、どんな補聴器があるのでしょうか？　最近の補聴器は、音声をデジタル化して複雑な信号処理を行う「デジタル補聴器」が主流。**会話以外の雑音を減らしたり、正面からの音を聞きとりやすくしたり、ハウリング（ピーピー音）を減らしたりすることができるようになりました。**

形状は、大きく「耳かけ型」「耳あな型」「ポケット型」の3種類があります。

◎耳かけ型……耳にかけて使うタイプの補聴器。色合いやデザインが豊富なのが特徴。

◎耳あな型……耳の穴に入れるタイプの補聴器。使う方の聴力や耳の形状に合わせて作られる補聴器のタイプが主流ですがやや高価です。

◎ポケット型……本体とイヤフォンをコードでつなぐタイプ。スイッチやボリュームが比較的大きく、操作が簡単でほかのタイプよりも安価なのが特徴。

それぞれ特徴があるので、自分に合ったものを選びたいですね。

補聴器には慣れるための、「チューニング期間」が必要

補聴器が避けられがちなのには、もう1つの理由があります。

「意を決して補聴器を使ってみたけれど、自分には合わなかった」という方がけっこういるためです。

あまり知られていないことですが、**補聴器に慣れてくるまでには、1カ月から3カ月くらい時間がかかるのが普通**です。

補聴器は、聞く力を補ってくれるものです。

これまで聞こえなかった音がよく聞こえるようになるわけですから、最初のうちは「普通の音」まで「うるさい雑音」として耳に入ってきます。

これがわずらわしくて、イヤになってしまうのです。

ここで使用をやめてしまわずに、ぐっと我慢して使い続けることが大事です。

すると、徐々に脳が慣れてきて外の音とチューニングを合わせ、必要のない雑音をシャットアウトできるようになります。

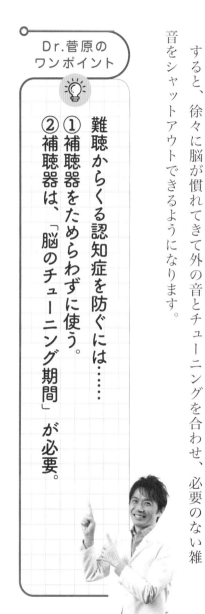

Dr.菅原のワンポイント

難聴からくる認知症を防ぐには……
①補聴器をためらわずに使う。
②補聴器は、「脳のチューニング期間」が必要。

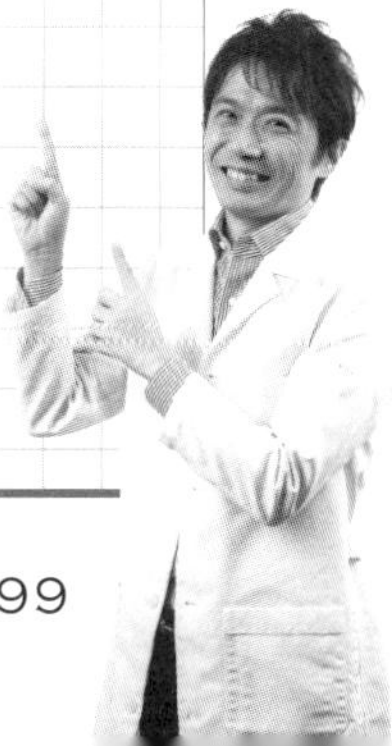

「カキクケコ」メソッド 12

聞《き》く

「紅白歌合戦」を見て、知らない歌手の歌を聞く

カキクケコの「聞く」には、人の意見を「聞く」柔軟な姿勢を持つという意味が含まれています。そのためにオススメなのが、「紅白歌合戦」を見ること。自分の好きな歌だけでなく、さまざまな世代の人気曲が流れるため、「聞く姿勢」を持つにはうってつけのコンテンツです。

紅白歌合戦には、演歌の大御所も出演すれば、若い人の間で人気のあるミュージシャンも登場します。**せっかく観るなら、自分がこれまで聞いたことのない音楽に触れる機会にしてほしい**のです。

若い世代が好きな音楽を聞いてみて、「意外といいなぁ」と思えたら新しい世界が広がります。「ふん！　今どきの音楽はどうしても好きになれない」という

なら、それはそれでいいんです。どこが気に入らないのかを考えて、言葉にしてみましょう。ちょっとおおげさに言えば、「批評的な知性」を働かせるのです。

いずれにしても、脳に「いい刺激」を与えることができますよ。

それをきっかけに、子や孫をはじめ、自分より若い世代とのコミュニケーションも増えるでしょう。若い人と共有できる話題が多ければ、そのぶんだけ社会的孤立のリスクは減らせます。

Official髭男dismって知っていますか？

ところで、「Official髭男dism」って読めますか？　「オフィシャルヒゲダンディズム」が正解です。今、10～20代の間で流行っているバンドです。

なんともインパクトのある名前なので、コミックバンドなのかな……などと一瞬、思ってしまいますが、聞いてみると意外にも正統派。メロディアスな曲と透明感のあるボーカルが印象的な、いわゆる「聞かせる」バンドです。楽曲はテレビドラマの主題歌などにもなっています。２０１９年末の紅白歌合戦にも初出場を果たしていました。

「なんだこれは？」というような音楽も、食わず嫌いをせずに聞いてみると、意外な発見があるもの。もちろん、音楽以外の文化でも同じです。

新しいもの、なじみのないものにも自分を開いておく。「これがいいよ」「オススメですよ」という他人の声に「聞く耳」を持つ。

こんなちょっとした心がけが、脳を若返らせてくれることがあります。

Dr.菅原のワンポイント

新しいもの、なじみのないものに自分を開いておく姿勢が、脳の若さを保ってくれる。

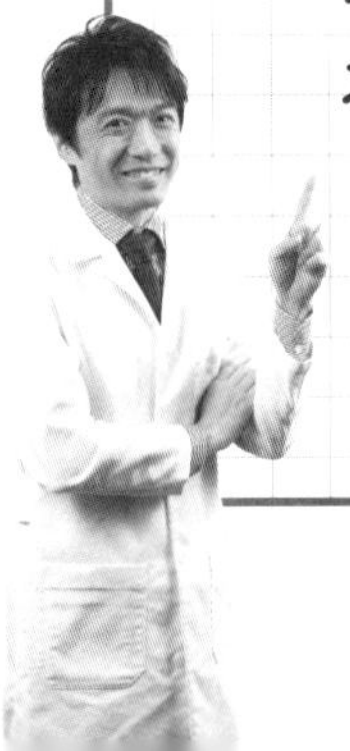

「カキクケコ」メソッド 13

聞く

「聞こえる力」はアプリを使ってチェック

ここまで、「聞く力が衰えること」の危険性について述べてきました。

怖いのは、**意外と聴力の低下は気づかれにくく、かなり悪い状態になって見つかる例が多いこと**です。

人の話を聞くとき、私たちは耳以外も使っています。相手の口の動き、表情、身振り手振りなどの情報も含めて、何を言っているかを判断しています。

ですから、少しくらい聴力が衰えても、ほかの情報でカバーして「聞く」ことができてしまいます。そのため、周囲の人はもちろん、本人でさえ自分の聴力が衰えていることを自覚しづらい。結局、本格的にコミュニケーションが難しくなるまで聴力が低下してからようやく受診……ということになりがちです。

そうならないためには、**定期的な聴力のチェックが必要**です。「聞く力」が衰えていないか、治療や補聴器が必要かどうかをたしかめるために、耳鼻科で検診を受けるようにしましょう。歯の場合ほど頻繁でないにしても、やはり耳鼻科にも何年かに1回は通うほうがいいでしょう。

それに加えて、もっと手軽に、聞く力を自分で判断できる方法も知っておくと役に立ちます。

そこでオススメしたいのが、**「聴力チェックのアプリ」**です。App StoreやGoogle Playで「聴力」と検索すれば、いくつも出てくるはずです。

私のオススメは「Ｍｉｎｉ聴力検査」(App Store) か、「聴力検査」(Google Play)。

どれでも使いやすいものを使って、聞こえ方が悪くなっていないか、どの程度の聴力を維持できているかを、こまめにチェックするようにしましょう。

もちろん、アプリでのセルフチェックでは、耳鼻科で検診を受けるほどの正確さは期待できません。けれども、耳の健康に関心を持つきっかけとして、うまく活用してほしいのです。

ちなみに、**人間の耳は、加齢とともに高い音から聞き取りにくくなっていく**と言われています。有名なのが、若い人にしか聞こえないという「モスキート音」。年をとってくると、モスキート音は聞こえにくくなってきます。

聞こえる音の高さで**「耳年齢」**を判定してくれるアプリもありますから、試しに使ってみてはいかがでしょうか。

Dr.菅原のワンポイント

「耳の老化」にいち早く気づくことが大切。便利な聴力チェックアプリを活用しよう。

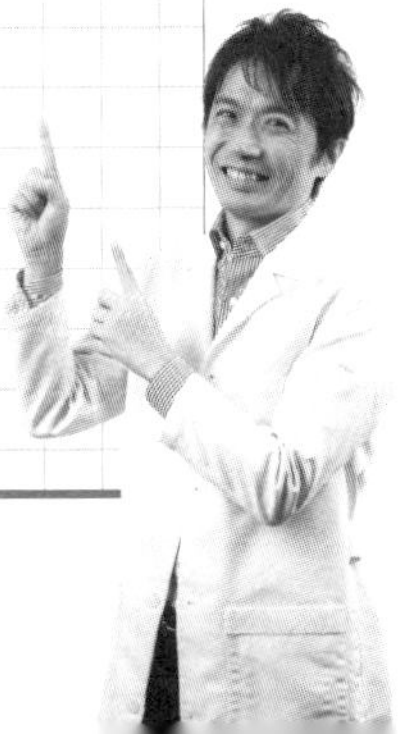

「柔軟性」という名の「聞く耳」も大事

「頑固な人ほど認知症になりやすい」

こんな言葉を聞いたことがありませんか？

新しい経験をしたり、違った考えを取り入れたりすることで、脳はフル活動するわけですが、自分の考えに固執してしまう人はあまり脳細胞が活性化しません。

つまり、人の意見を素直に聞く柔軟性がない人は、ますます認知症のリスクを高める可能性があるわけです。

これは臨床の場で、私自身感じることです。難聴のリスクやトレーニングの必要性を詳しく説明しても、「イヤだ、補聴器はつけない」と頑《がん》として聞かない人もいます。聴力とは別の意味で、「聞く耳を持たない」タイプの人ですね。

聴力だけではなく、「他人の助言や忠告に耳を貸す柔軟性」という意味での「聞く力」も大切にしましょう。

第4章

「カキクケコ」メソッド「ク」

ストレスマネジメントは「口元」から始める

「カキクケコ」メソッド 14

とにかくいつでも「口角」を上げる

口元《くちもと》

認知症対策のエクササイズ3つめの「ク」は「口元」です。

なぜ口元が認知症と関係するのでしょうか？　ちょっとわからないですよね。

実は、この章でお話ししたいのは**「ストレスマネジメント」**のこと。

ストレスが溜まると脳に悪い……。これはなんとなくわかると思いますが、ストレスが脳に与える悪影響は「医学的」にも説明できます。

その1つが、「記憶と感情の関係」です。

ちょっと学生時代のことを思い出してみてください。

好きな先生の担当教科は得意だったけれど、先生が嫌いだと、その教科の成績が悪くなってしまった……といった経験はないでしょうか。

これは、脳のなかで、「感情の中枢」と「記憶の中枢」が密接に関係していることと関係します。

前にも言ったように、記憶をつかさどるのは、脳の「海馬」です。これと密接につながっているのが、情動（感情）を担当する「扁桃体《へんとうたい》」という部分。この扁桃体が活発に動くと、海馬も活性化するという仕組みになっています。

そのため、「楽しい・うれしい♪」といったポジティブな感情のときだけでなく、感情が強く動くようなショックな出来事があったときも記憶が定着しやすいと言われています。

興味がない、つまらない授業を受けても、一向に記憶できなかったはず。これは、脳の作用なんですね。

「記憶力が衰えてきたな」と感じている大人でも、野球好きな人は何百人もの野球選手の名前を覚えています。これも、感情が動き、連動して記憶中枢も動いた結果です。

記憶力が衰えてしまう認知症を防ぐためには、感情を「いい方向」に動かす必要があります。つまり、**いつもゴキゲンで、好奇心を忘れないことが大事**なわけです。

「口元って大事なんだ！」が、「割りばしテスト」でわかる

ではどうすれば感情をいい方向に動かして、いい気分になれるのでしょうか？

ここで、注目したいのが「口元」。

悲しいときやイライラしているときには、通常、笑顔の頻度は減ります。つまり、感情が表情という行動に影響するということです。

その逆に、脳科学や心理学では、行動が感情に影響を与えることも明らかになっています。

つまり、**「とりあえず笑顔をつくれば、それによって楽しい気持ちになる」という法則**です。

「笑う門には福来たる」ということわざがありますが、これはまさに「行動↓感

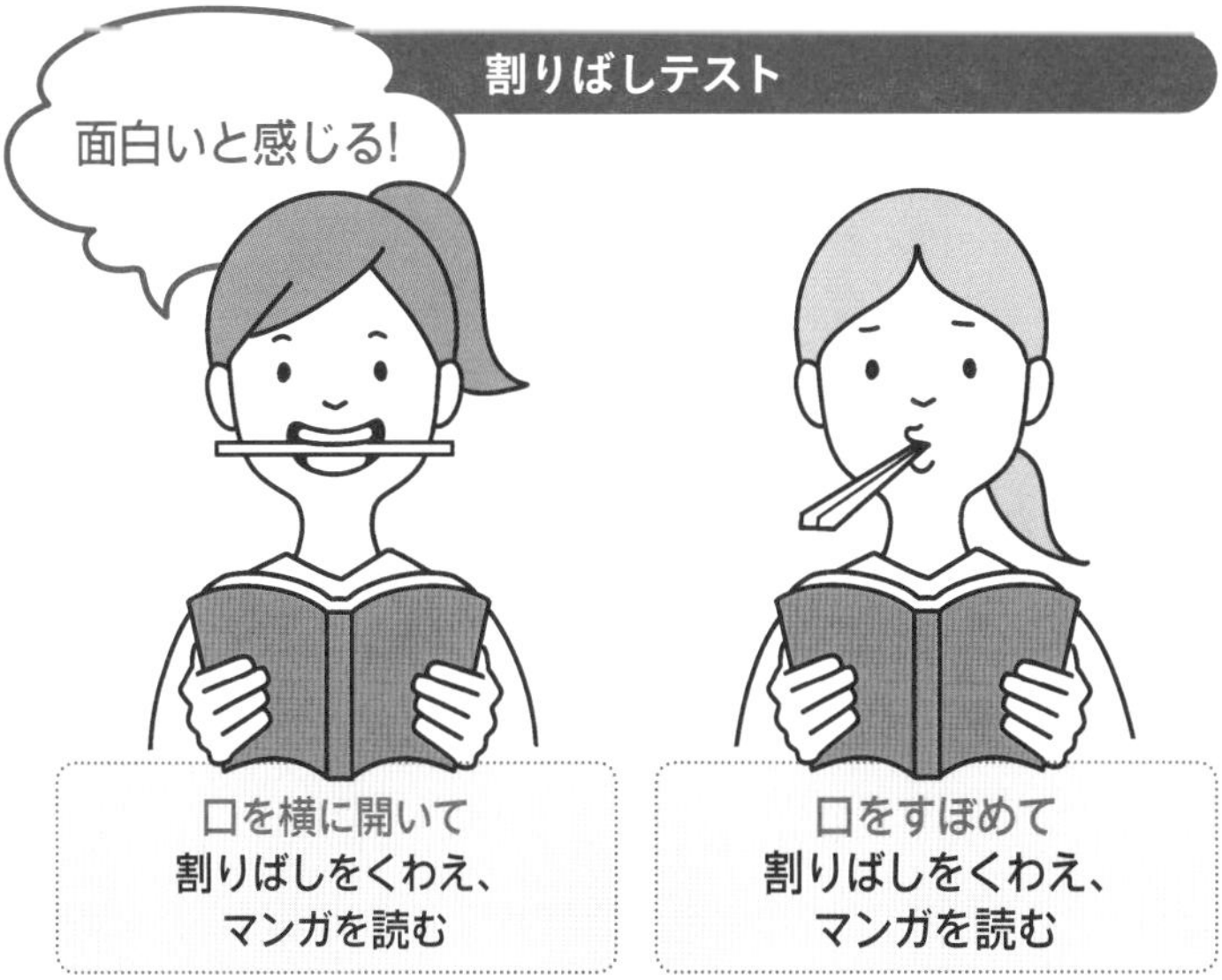

情」という影響の流れを表しています。

そこで、いい感情になるためには、とりあえず笑顔になってしまいましょう。口角を上げて、笑顔をつくるのです。

そんなに簡単に感情を変えられるの？　と疑問に思われるかもしれませんね。でも、本当に笑顔で感情は変わります。これを証明した有名な実験があります。

被験者を2つのグループに分けて、一方のグループの人たちには口をすぼませて割りばしをくわえた状態でマンガを読んでもらいます。もう一方のグループは、割りばしを横向きでくわえて、口角を上げた状態でマンガを読んでもらいます。すると、**口角を上げながら読んだグループのほうが、マンガを面白いと感じた人が多かった**、というデータがあるのです。

どこの職場にも、いつも笑顔で楽しそうに仕事をしている人がいると思います。たしかに、仕事が楽しいから笑顔になっているという面もあるでしょうが、同時に、笑顔で仕事をするからこそ楽しく働ける、だからいっそう笑顔が増える……という好循環が起きているとも説明できます。

まず笑顔になることで、楽しい感情があとからついてくる。

これは十分に根拠のある話なのです。

「笑顔リハビリ」でうつもサヨナラ

笑顔の健康効果については、私自身も医療現場で実感したことがあります。

以前、私のクリニックでは、「笑顔リハビリ」というものを実践していました。

フェイシャルヨガの経験があるスタッフが中心となって、「アプリで加工しなくても素敵なプロフィール写真が撮れる」というふれこみで、笑い方を患者さんに指導していたのです。

週1回の講座でしたが、参加した患者さんたちからは「楽しい」という感想をいただけたのはもちろん、**認知症でうつの傾向が出ていた人が元気になったり、ストレスが強くて通院していた方が薬を減らせたりといった効果が出たのです。**

これこそ、「笑う門には福来たる」の実践編ですね！

Dr.菅原のワンポイント

「笑う門には福来たる」は科学的に正しい。口角を上げて笑顔を増やし、ストレスをマネジメントしよう。

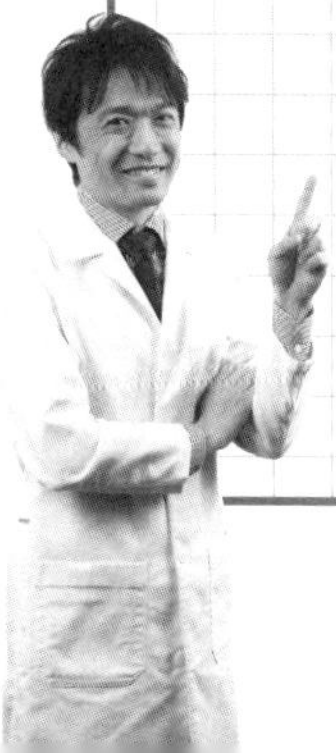

「カキクケコ」メソッド

口元《くちもと》 15

目も口も使って「顔全体」で笑う

笑顔というのは、いうまでもなく「顔全体」でつくられる表情です。

いくら口角を上げても、「目が笑っていない」顔は笑顔とは言えません。

「笑顔を増やしてください」とは、本来、「顔全体で笑ってください」とイコールです。

ではなぜ、ここでは口角を上げること、口元の重要性を強調しているのでしょうか。

それは、「日本人は口角を上げるのが苦手な人が多いのではないか？」と考えるからです。

欧米と日本で、使われる顔文字を比較してみると興味深いことがわかります。

郵便はがき

料金受取人払郵便

麹町局承認

1617

差出有効期間
2021年11月30日
まで

102-8790

226

東京都千代田区麹町4-1-4
西脇ビル

㈱かんき出版
読者カード係行

フリガナ	
ご氏名	性別　男・女 年齢　　　歳
フリガナ	
ご住所　〒 TEL　　　　（　　　）	
メールアドレス □かんき出版のメールマガジンをうけとる	
ご職業 1. 会社員（管理職・営業職・技術職・事務職・その他）　2. 公務員 3. 教育・研究者　4. 医療・福祉　5. 経営者　6. サービス業　7. 自営業 8. 主婦　9. 自由業　10. 学生（小・中・高・大・その他）　11. その他	

★ご記入いただいた情報は、企画の参考、商品情報の案内の目的にのみ使用するもので、他の目的で使用することはありません。

★いただいたご感想は、弊社販促物に匿名で使用させていただくことがあります。　□許可しないご購読ありがとうございました。今後の出版企画の参考にさせていただきますので、ぜひご意見をお聞かせください。なお、ご返信いただいた方の中から、抽選で毎月５名様に図書カード（1000円分）を差し上げます。

サイトでも受付中です！　https://kanki-pub.co.jp/pages/kansou

書籍名

①本書を何でお知りになりましたか。

- 書店で見て　• 知人のすすめ　• 新聞広告（日経・読売・朝日・毎日・その他　）
- 雑誌記事・広告（掲載誌　）
- その他（　）

②本書をお買い上げになった動機や、ご感想をお教え下さい。

③本書の著者で、他に読みたいテーマがありましたら、お教え下さい。

④最近読んでよかった本、定期購読している雑誌があれば、教えて下さい。

（　）

ご協力ありがとうございました。

日本では、笑顔を表す顔文字は、「(^^)」あたりが一般的ですね。

これに対して、欧米式の笑顔の顔文字は「:)」。

おわかりですか？


日本人が笑顔を表現するのは目元、欧米では口元なのです。


あるいは、冬になると日本では多くの人がマスクをつけて過ごしますが、あのマスク姿が海外から来た人にとってはちょっと異様に見える、という話を聞いたことがないでしょうか。

これは、欧米では口元を見て相手の感情を推し量るのが一般的なので、口を隠している人は「得体の知れない存在」に見えてしまうから……なんだそう。

日本人は、マスク姿にこうした違和感を持つことはあまりありません。その一方で、サングラスをしている人は「怪しい人」「悪い人」に見えてしまうという傾向がありますね。

おそらくこれは、日本人が相手の感情を推し量るうえで「目」を重視していることの表れなのでしょう。

裏を返せば、日本人は目を中心に表情をつくっているということ。笑うときにも、口元よりは目元を中心にして笑っているのですね。

もちろん、どちらがいいとか悪いとかいう話ではありません。

ただ、意識して笑顔になるという点から言うと、**まだそれほど「活用」していない口元をもっと使うようにしたほうがよいでしょう。**より改善の余地があるということですから。

もっと口元を使えれば、さらに素敵な笑顔が見せられるはずですよ！

Dr.菅原のワンポイント

笑顔を増やすポイントは、口元を意識すること。「(^^)」だった笑顔に、「:)」をプラスしよう。

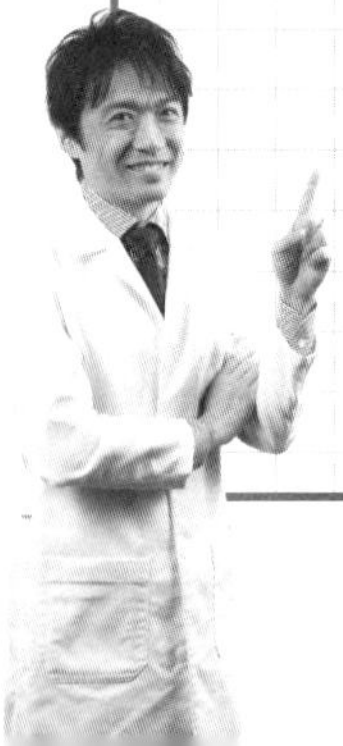

「カキクケコ」メソッド 16

口元《くちもと》

笑顔のままで、空気は読まない

プロゴルファーの渋野日向子《しぶのひなこ》選手は、試合中でもいつも笑顔を絶やしません。そんな彼女に海外のメディアがつけたニックネームは「スマイリングシンデレラ」。プレイはもちろんですが、笑顔の素晴らしさでも世界的に認められたということでしょう。

渋野選手に限らず、最近の若いアスリートたちはプレイ中でもいい笑顔を見せてくれます。

私くらいの年代だと、スポーツの世界というのは試合中に笑ったら怒られるような、ストイックな世界でした。もっと上の年代だったら「試合中に歯を見せるな！」と殴られた……なんてスパルタ話もめずらしくなかったと思います。

認知症予防には「口元」が大切だと私が気づいたのは、笑顔で試合を楽しみながらハイパフォーマンスを発揮している彼らの影響でもあります。

笑顔で、楽しくやることが脳を元気にして、ハイパフォーマンスを可能にする。

さまざまな分野で活躍している若者たちから、このことを学びたいものですね。

「KY（空気読まない）力」でストレスに勝つ

さて、いくら時代が変わったとは言っても、いまだに「試合中に笑うなんてけしからん！」と怒る人はいると思います。

笑顔でプレイするアスリートたちも、称賛だけでなく、そういう「苦言」もたくさん受けていることでしょう。試合に勝てばいいですが、負けてしまったり、ミスをしたりすればとたんに「ヘラヘラしているからだ！」と叩かれるなんてこともあるのではないでしょうか。

そんな外野の声にさらされても、彼らは楽しみながらプレイするスタイルを崩しません。**いい意味で、空気を読まない、「KY力」にあふれています。**

前の章では、人の意見に「聞く耳」を持つことが大切だと言いました。同時に、人の意見を気にしすぎないこと、自分の意見や姿勢をしっかりと持つことも大切です。矛盾するようですが、何事もバランスが必要。

ついついしかめっ面になりがちな場面、みんなが眉間にシワを寄せているような場面でも、あえてKYに、口角を上げて笑顔でいましょう。

Dr.菅原のワンポイント

笑顔でハイパフォーマンスの若者から他人の目を気にしない「KY力」を学びとろう。

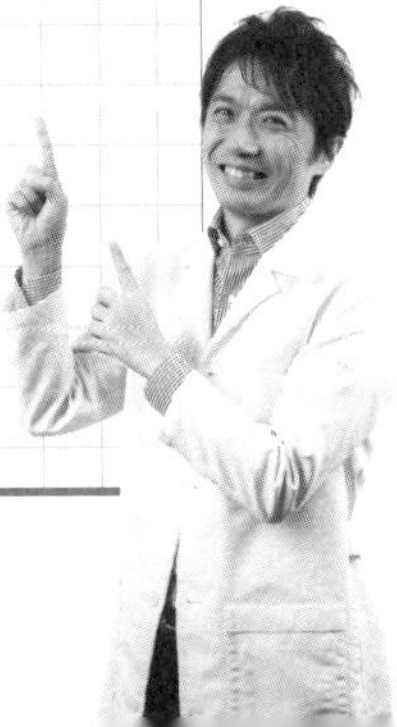

「カキクケコ」メソッド 17

口元《くちもと》 お風呂でトコトンぼーっとしてみる

ストレスマネジメントのためには、口角を上げて笑うことだけでなく、口元をゆるめることも重要です。

口元をゆるめるというのは、ぼんやりすることと同じ。気を抜いてぼーっとしているとき、私たちの口元はゆるんでいます。

だらしない？　いやいや、大いにけっこうです。この「ゆるみ」こそ、実はストレスマネジメントのために欠かせないのですから。

ぼんやりしているとき、脳はあまり働いていないような気がしませんか？　ところが、意外にもこんなときでも脳は活発に働いていて、記憶の処理などを行っています。

アイデアがひらめきやすいのも、「ゆるんだ」ときです。難しい問題を抱えてウンウン唸《うな》っていたのに、トイレやお風呂でひと息ついたら、パッと解決策を思いついた……なんて経験をお持ちの方も多いのではないでしょうか。

ぼんやりしながらも、脳が実は活発に動いている状態を、「デフォルトモードネットワーク」と呼びます。「脳のアイドリング」と考えてください。

認知機能強化のために「ぼんやりタイム」をつくろう

デフォルトモードネットワークが発見されたのは2001年のことですから、注目されるようになったのは最近のことです。これは認知能力に深く関わっていることがわかってきました。特に、

◎自分自身について思いを巡らせる「自己認識」
◎今自分がどこにいるかを考える「見当識《けんとうしき》」

◎過去の出来事を覚える「記憶」

に深く関連していると考えられています。

どれも、うまく働かなくなれば「認知症」と診断されることが多い能力です。

実際、認知症になる人は、その前にデフォルトモードネットワークの異常が見つかることがよくあります。

そのことから、デフォルトモードネットワークの働きをチェックすれば、認知症を早期発見できるのではないか、という研究も最近は出てきました。

このように、ぼーっとしている時間、そこで働いているデフォルトモードネットワークは、認知機能にとってとても大切な意味を持っています。

ということは、**ぼーっとする時間を確保することが、認知症予防には役立つ**わけですね。

忙しいときには、なかなかぼんやりする時間もとれません。私たち現代人は、少しでも時間があるとスマホの画面をのぞいてしまったりします。

この機会に、「最近、どのくらい『ぼんやりタイム』があったかな？」と思い返してみてください。そして、意識的に口元をゆるめて、デフォルトモードネットワークの状態でぼーっと過ごす時間を増やしていただきたいと思います。

脳と心にいいお風呂は「ぬるま湯」

何も考えずにぼんやりする時間としてオススメなのは、「入浴」です。

特に忙しい人は、お風呂に入っているときくらいしか気を抜くヒマがないかもしれません。お風呂場ではスマホも見られませんし（防水のスマホを持っている方も、せめてお風呂に入るときくらいは手放すようにしてくださいね）、デフォルトモードネットワークに入るには最適なタイミングです。

単純にリラックスできるという意味でも、入浴はストレスマネジメントに役立ちます。

特に、お湯の温度を38度から40度ぐらいにして入浴すると、副交感神経が優位になったリラックスモードに入れることがわかっています。**ぬるめのお湯にゆっくりつかると、デフォルトモードネットワークの活性化とリラックスという相乗効果を狙える**わけです。

夜のお風呂のあとは、たいてい眠るでしょう。こういったリラックス時間を持つことで、深い眠りにもつながります。

1日の最後に、ゆるめる「ぼんやりタイム」をぜひ実践してみてくださいね。

Dr.菅原のワンポイント

脳のアイドリング＝デフォルトモードネットワークがしっかり働くことで、認知機能は維持される。口元をゆるめて、ひたすらぼーっとする「ぼんやりタイム」を大切に。

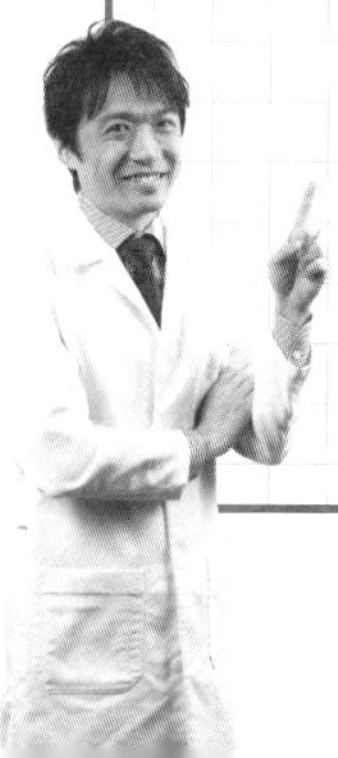

「カキクケコ」メソッド

18

口元《くちもと》

スケジュールは「睡眠」から逆算する

人がリラックスできる時間、ストレス解消に欠かすことができない時間としては、入浴を紹介したら、睡眠も忘れるわけにはいきません。

当然、認知症予防のためには、「睡眠」はとても重要です。

アルツハイマー病の原因については、「アミロイドβ《ベータ》仮説」と呼ばれる考え方があります。

アミロイドβというカスのような物質が脳内に溜まることが、発病のきっかけになるというのです。

睡眠には、このやっかいなアミロイドβを減らしてくれる効果があります。

つまり、しっかり睡眠をとることでアルツハイマー病を予防できるというわけです。

ストレスへの対応に加えて、アミロイドβへの対策。２つの理由で、睡眠は認知症予防の鍵になります。

とはいえ、仕事や家事で忙しい毎日のなかでは、どうしても睡眠を削って時間を捻出するということになりがちです。

私がオススメしているのは、睡眠時間をまず確保したうえで、1日のスケジュールを逆算していくことです。

必要な睡眠時間はこれくらい、最適な睡眠時間はこれくらい、といったことがよく話題になりますが、基本的には人それぞれです。７時間睡眠がベストという人もいるでしょうし、10時間寝ないといけない人もいるでしょう。

ともかく、自分にとって必要な睡眠時間を、１日のスケジュールのなかで「最優先で」押さえてしまいましょう。

ポイントは、起床時間を１日の始まりとするのではなく、寝る時間を１日のスタートに設定すること。ベッドに入る時間から、まずは必要な睡眠時間を確保します。24時間ぶんの記入欄があるスケジュール帳を使って、まず睡眠時間の部分を埋めてしまう、というのもわかりやすくていいかもしれません。

そのうえで、残った時間にやるべきこと、やりたいことをスケジューリングしていくのです。

これまで「今日は飲み会があるから」と睡眠時間を削っていたとしたら、これからは「睡眠時間を確保しても時間が余るから、飲み会に行こう」というやり方に変えるわけですね。

十分な睡眠がとれれば仕事のパフォーマンスは間違いなく上がります。睡眠時間を増やしたとしても、それを補ってお釣りがくるはずです。

深く眠るために、温めるのは「体の芯」

睡眠は長さだけでなく、「質」も重要です。

最近注目されている睡眠時無呼吸症候群は、眠りの質を下げる原因です。いびきをかく人、体重がオーバー気味の人は、睡眠時無呼吸症候群の可能性があるので、一度専門医に相談してみるといいでしょう。

寝付きが悪い人には、改めて入浴の重要性を強調しておきます。湯船にゆっくりつかって体の芯の温度（深部体温と言います）を上げると、それが下がっていくときに眠気を催し、スムーズに入眠できるとされています。

また、唐辛子に含まれるカプサイシンも、内側から体を温めてくれるので、入浴と同じ効果が期待できます。たとえば、**夕ご飯にキムチチゲ鍋を食べるのは、睡眠の質を高めるのに役立つというわけですね。**

Dr.菅原のワンポイント

**睡眠不足は、ストレスを悪化させるだけでなく、
アルツハイマー病の原因物質を増やしてしまう。
脳のパフォーマンスを保つために、
睡眠を1日の最優先事項にしよう。**

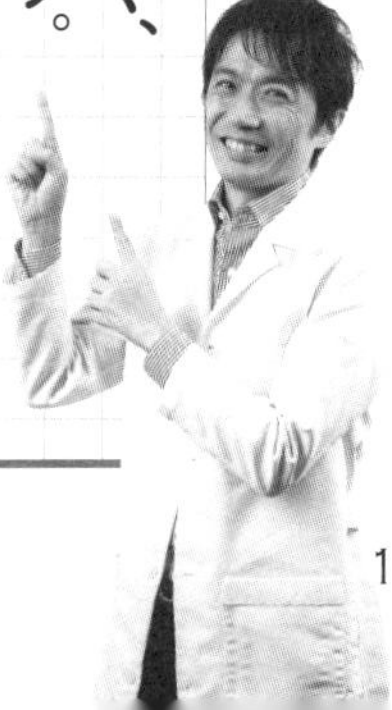

「カキクケコ」メソッド

19

口元《くちもと》

LINEで「自分にメッセージ」を送る

ストレスをうまく解消する方法、ストレスマネジメントの技は、「口角を上げる」以外にも面白い方法があります。

「口」ではありませんが、1つご紹介しましょう。

それが、心理学で「リフレーミング」と呼ばれる手法です。

あらゆる出来事には、いい面と悪い面が必ずありますよね。

ストレスのもとになるような「イヤな出来事」でも、そこには必ず学びがあるもの。

だから、イヤなことがあっても、その出来事を別の角度から見直して、いい面を見つけてみましょう。

それが「リフレーミング」です。

……なんて言うと、「そんなことができたら苦労しないよ!」という声が聞こえてきそうですね。

「イヤな出来事」を「いい思い出」にすり変えるカンタンな方法

しかし、実は、カンタンな方法があるのです。

たとえば、上司から理不尽な怒られ方をしたとしましょう。

もちろん、あなたの感情は最悪です。

怒り、悲しみ、悔しさなどでいっぱいでしょう。

そんなときには、自分にLINEを送ってみるのです。

自分だけがメンバーのグループをつくって、そこに投稿します。LINEをやっていなければ、自分宛てのメールでも大丈夫です。

このとき、1つだけ大事なポイントがあります。

それは、**「〇〇さんに怒られた」と事実を書いたあとに、必ず「感情と逆のスタンプや絵文字をつけること」**です。

つまり、イヤな出来事が起きて最悪の感情になっているわけですから、その真逆の感情を表すスタンプ——満面の笑みとか、ピースサインとか、くす玉が割れている絵とか——を添えるのです。

するとどうなるでしょうか？

スマホ画面に「イヤな出来事」+ハッピースタンプ

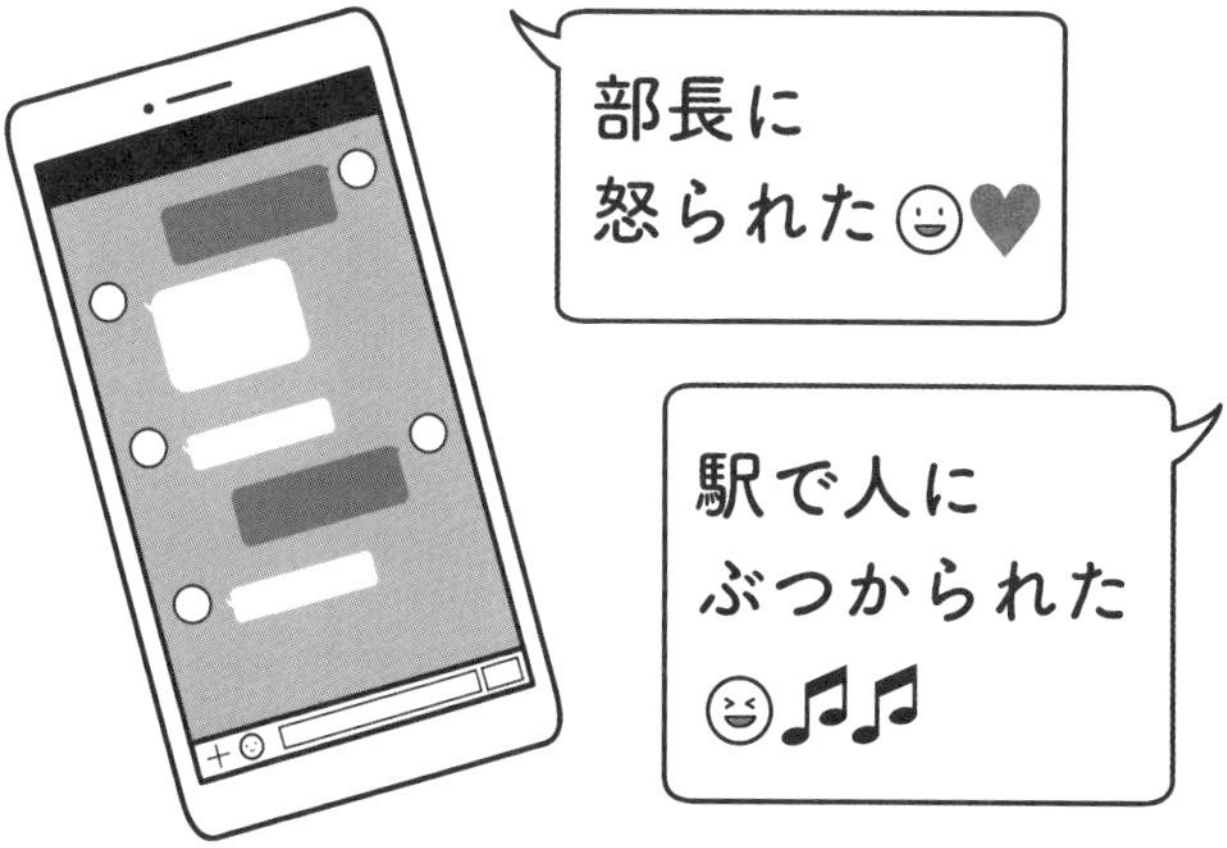

あとからこれを読み返したとき、まっさきに目に入ってくるのはハッピーなスタンプや絵文字です。

人間の脳というのは意外と単純なところもあって、ビジュアルに強く影響されます。

そこに書かれているのはイヤな出来事のはずなのに、ハッピーなスタンプがついていると、なんだか楽しい出来事だったような……とまではいかなくても、どうでもいいことに思えてきたり、「別に気にするほどのことではないかも」と考えられるようになるのです。

そして、これだけですでに、一種のリフレーミングはできています。

ただし、食欲が落ちる、眠れない日々が続く、イライラして周囲にあたる、趣味が楽しめない、ケアレスミスが増えたなどの症状が複数伴う場合は、精神科や心療内科の受診が必要な場合も。50人以上社員のいる職場の方は、専任されている産業医に相談することもできます。

自分にLINEやメールを送る方法は、もっとお手軽にできる「自分カウンセ

リング」のようなものと考えてください。

「バカバカしい」と思われるかもしれませんが、一度試してみる価値はありますよ！

Dr.菅原のワンポイント

ストレスマネジメントの基本は、物事を別の角度から見る「リフレーミング」。自分にLINEを送るだけで、「最悪な出来事」の別の面が見えてくる。

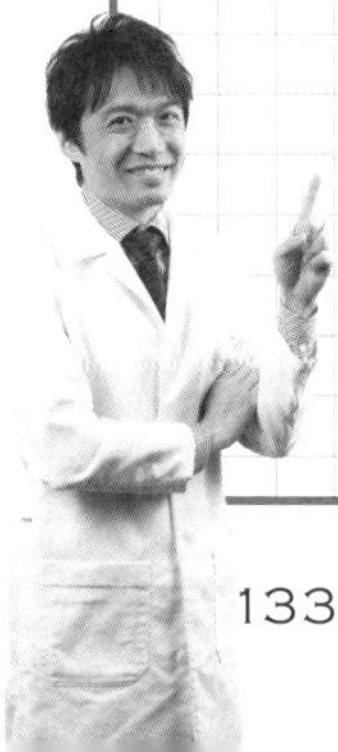

脳をよみがえらせる！ コラム

チョコレートでおいしく♪ 認知症予防

チョコレートのなかに含まれている「カカオポリフェノール」が、今、認知症予防の面でも注目されています。

なぜなら、カカオポリフェノールは、脳血流量が上昇したり、認知機能テストのスコアが上昇したという研究結果（※1）（※2）が報告されているからです。

愛知県蒲郡市・愛知学院大学・株式会社明治の産官学の共同で実施された研究では、カカオ分72％のチョコレートを毎日5グラムを5枚食べてもらうと、記憶力や学習能力に関連するという脳の重要な栄養分BDNF（脳由来神経栄養因子）を増やす可能性が発表されました。チョコレートの力、すごいですよね！

しかし、どのようなチョコレートでもいいわけではありませんのでご注意を。私がオススメするのはカカオ分が70％以上含まれているもの。購入するときはカカオ成分の含有量に注目してくださいね。

（※1）Nat Neurosci. 2014 Dec;17(12):1798-803. doi: 10.1038/nn.3850. Epub 2014 Oct 26.Enhancing dentate gyrus function with dietary flavanols improves cognition in older adults.
（※2）J Nutr. 2009 Jan;139(1):120-7. doi: 10.3945/jn.108.095182. Epub 2008 Dec 3.Intake of flavonoid-rich wine, tea, and chocolate by elderly men and women is associated with better cognitive test performance.

第5章

「カキクケコ」メソッド「ケ」

脳を守るためには、「血管」を守る!

「カキクケコ」メソッド 20

血管《けっかん》

血管の老化を防ぐことが、健康に生きるヒント

「日本人の2大健康トラブルは「がん」と「血管の病気」です。

近年のデータを見ると、日本人の死因の1位はがんで、年間37万人ほど。2位の心疾患が20万人くらい。

4位の脳血管疾患と5位の肺炎は、年によって順位が入れ替わりますが、どちらもだいたい10万人ほどです。

実は、2位の心疾患と4位の脳血管疾患は、実は同じ原因。血管が固くなってしまう動脈硬化が心臓で起これば心疾患。脳で起きれば脳血管疾患になります。

5位の肺炎になるのはどんな人かというと、圧倒的に寝たきりの人が多いのです。寝たきりだと口のなかに細菌が発生しやすくなり、誤嚥《ごえん》（食道に入るべき

ものが気管に入ってしまう）が起きやすくなるために、肺炎になってしまいます。

では、寝たきりになる一番の原因は何かというと、脳梗塞《のうこうそく》などの脳の病気。脳で起きる動脈硬化です。つまり、日本人の死因は、突き詰めれば上位の半分くらいは血管の病気と考えることができる。

つまり、**日本人の病気による死因の主要なものは、がんと血管の病気（動脈硬化）の2つである**……と考えられるわけです。

すなわち健康で長生きするために、

日本人の死因のほとんどが「血管」による？

「日本人の死因」ランキング（2018年）

1位	**がん（悪性新生物）**	**37万3547人**
2位	**心疾患**	**20万8210人**
3位	**老衰**	**10万9606人**
4位	脳血管疾患	10万8165人
5位	肺炎	9万4654人

（厚生労働省「人口動態統計月報年計（概数）より）

血管の健康がどれだけ大事かがわかります。

血管の病気は、認知症とも深く関わってきます。

まず、第1章で見たように、**認知症の直接の原因の1つは脳の血管が詰まること**でした（脳血管性認知症。34ページを参照）。直接の原因にならなくても、脳梗塞や心臓病で思うように動けなくなれば、認知症のリスクは高まります。

逆に、認知症になることが寝たきりになるリスクを高めることも見逃せません。

血管の健康に気をつけることは、健康で長生きするための大原則。そして、認知症予防のための基本ということがおわかりいただけるでしょうか。

Dr.菅原のワンポイント

血管が老化して起きる動脈硬化は、日本人の2大死因の1つ。

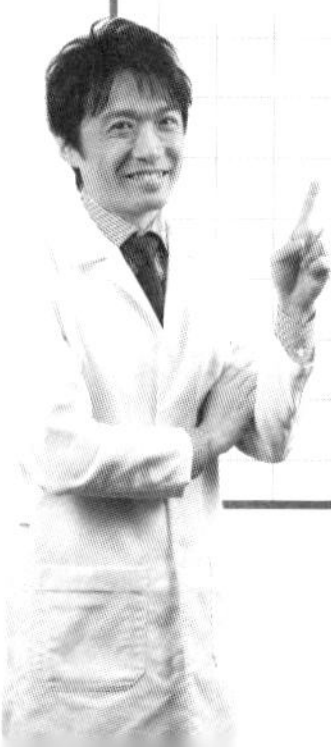

「カキクケコ」メソッド 21

血管《けっかん》

血管はとにかくやわらかく、しなやかに

「血管の病気」とお話ししてきましたが、これを専門用語で**「動脈硬化」**と言います。

読んで字のごとく、動脈硬化とは動脈が硬くなってしまうこと。なぜ、血管が硬くなるとまずいのでしょうか？

若くて健康な血管は、しなやかです。つまり、柔軟性がある。それがだんだんと硬くなってくるのは、**「血管の老化」**です。

ゴムを想像してみてください。

新しいゴムはやわらかく弾力があり、切れずにぐーんと伸びますよね。反対に古くなったゴムは硬くて、切れやすくなります。血管も同じです。

問題は、なぜ血管が硬くなってしまうかということ。

それは、若い頃はつるつるだった血管の内側に、加齢とともにいくつもの「プラーク（血管の内側についたコブ）」ができてしまうからです。

プラークがあるところでは、当然、血はスムーズに流れていきません。

そればかりか、プラークに血液のなかの血小板という成分がくっついて固まってしまいます。

そして、ついには血管が詰まってしまうのです。

動脈硬化は、血管を詰まらせて、死

しなやかな血管、詰まりやすい血管

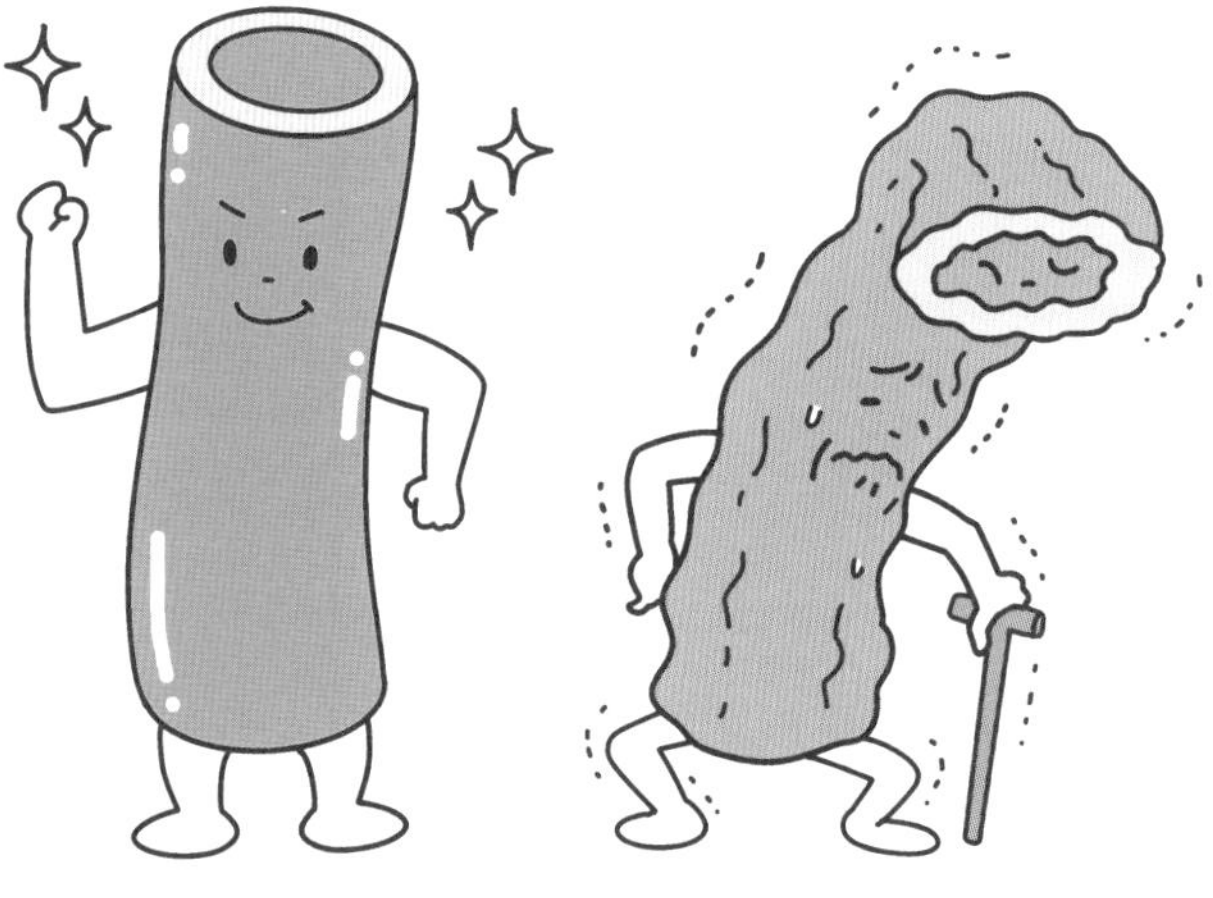

につながる原因ともなるから怖いのです。

ちなみに、高血圧がいけないと言われるのも血管の詰まりと関係しています。

血圧が瞬間的に1〜2回ほど高くなる心配ありません。

ただ、慢性的に（2週間以上）続くと血圧が高いことによって血管の内側の細胞がダメージを受けて、そこにコレステロールが入り込んで「プラーク」をつくってしまうのがまずいのです。

Dr.菅原のワンポイント

血管を守ることは、認知症予防だけでなく、健康長寿の基本中の基本。動脈硬化を避ける習慣を徹底しよう。

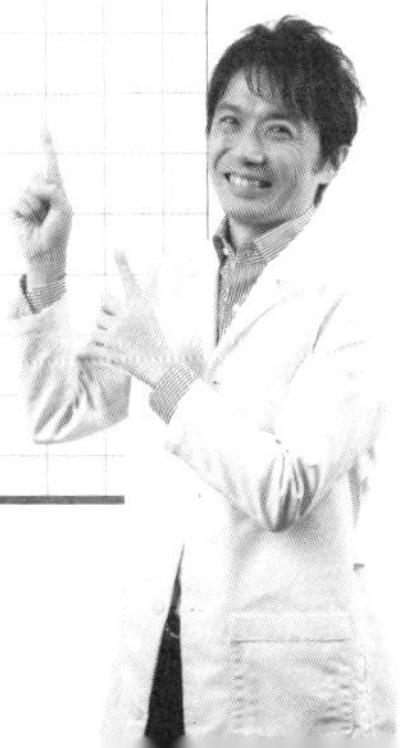

「カキクケコ」メソッド 22

血管《けっかん》

肥満食をやめる

では、どうすれば動脈硬化（＝血管の老化）を防ぐことができるのでしょうか。

まずはなんと言っても、**体重の管理を強くオススメしたい**と思います。

肥満がなぜ血管に悪いのか？　すべての元凶は「内臓脂肪」にあります。理由は次の3つです。

1 内臓脂肪が増えると脂質異常を引き起こす
2 内臓脂肪が高血糖を招く
3 内臓脂肪がたくさん蓄積すると、その脂肪から分泌されるアディポサイトカインの調節がうまく行かなくなる（＝血栓をつくりやすくなる、インスリン効

きが悪くなる、血圧を上げるなどの物質が多く分泌される）

人間の体にはもともと、血糖値が高くなりすぎないようにする仕組みが備わっています。血糖値が高まると、インシュリンというホルモンが出て正常なところまで血糖値を下げてくれるのです。

ところが、肥満の人はこの仕組みがうまく働きません。脂肪細胞から血糖値を下げにくくする別のホルモンが出てしまうからです。

つまり、太りすぎている人は、血糖値をうまく調整できない。結果、動脈硬化になりやすいのです。

やせるためには、食事か運動しかない

肥満の原因は「食べすぎ」か「運動不足」のどちらかです。食事を改善するか、運動量を増やすことしか対策はありません。

このうち、どちらが手軽かと言えば、「食事の改善」です。

ショートケーキ1個のカロリーが200キロカロリーとすると、これを消費するには2時間くらいの運動が必要です。それよりも、ケーキを我慢するほうが手っ取り早いのは明らかですね。

というわけで、**血管を守るための第一歩は体重をコントロールすること。**

そのための基本は、食事を変えることです。

Dr.菅原のワンポイント

肥満は血管の老化を早める。
体重マネジメントのために、
食事の改善にチャレンジしよう。

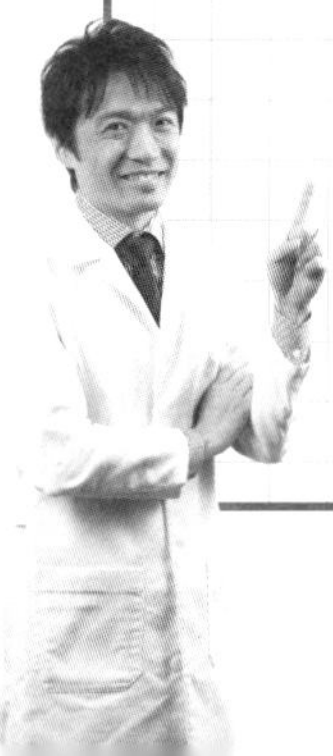

「カキクケコ」メソッド 23

血管《けっかん》 1回の食事で「ひと口分だけ」減らす

ダイエットの具体的な方法は、カロリーを計算するオーソドックスなものもあれば、短期間の断食を利用するものもあります。もちろん、糖質制限もダイエット法の1つです。

第2章では、よく「噛む」ための食習慣を紹介しました。これまで早食いゆえに大食いしてしまっていたタイプの人なら、これ自体、ダイエット法の1つとして、十分な効果があると思います。

それなりに成功している人が多くて、医学的な根拠のあるダイエット法であれば、どれを実践してもいいでしょう。

気をつけたいのは、「食べたものを帳消し」にするダイエット法。

「焼き肉やラーメンを好きなだけ食べても、これを飲めば帳消しにできる！」というふれこみのサプリメントやお茶が世の中には出回っています。

また、ある特定の食品をとるようにすると、一緒に食べたもののカロリーがゼロになる、とメディアで喧伝《けんでん》される商品もあります。

医学的には、こういう「うまい話」はありません。

怪しいサプリメントのなかには健康を害するものもあります。十分注意しましょう。

「そのひと口」を減らせばいい

無理なくダイエットを成功させるには、コツがあります。

それは**「今、食べようと思ったそのひと口を減らす」こと。**

たとえば、夕食にご飯を茶碗に1杯食べたあと、「ちょっとだけおかわりしたいな」と思ったとします。

そこで、ほんのひと口ぶんだけおかわりをしたとしましょう。茶碗に5分の1の白米のカロリーは50キロカロリー。先ほどの計算で言うと、30分の運動でようやく消費できるカロリーです。「ひと口」で、これだけのカロリーを減らせます。

1回につき50キロカロリーでも、1年365日だと1万8250キロカロリー。脂肪1キロを蓄えるには約7000キロカロリー必要ですから、**毎日ひと口のご飯を減らすだけで、1年で2・6キロの脂肪を減らせることになります。**

我慢よりも、前向きな目的のほうが続く

とはいえ、少量でも、食べる量を減らすというのは、「ちょっとした楽しみ」がなくなるようで、つらいものですよね。

しかし、「食べるのを我慢しよう」と意識するのは、あまりいいやり方ではありません。

人間の脳は、否定形を理解しづらいと言われています。「食べないようにしよ

う」と意識すると、「～しない」よりも、「食べる」という言葉のほうが脳に刷り込まれてしまって、かえって「食に対する執着」が増してしまうのです。

×「病気にならない」→◯「健康で長生きする」

×「太らない」→◯「昔のズボンが履けるようになる」

など、**ダイエットをするときには、肯定的な目的を意識するようにしましょう。**すると、自然に食べる量を減らしたり、体を動かす機会を増やしたりできるため、認知症予防にも効果的です。

Dr.菅原のワンポイント

1回の食事につき、「ひと口だけ」ご飯を減らす。「若く見られるため」など前向きな目標を立て、食生活を改善していこう。

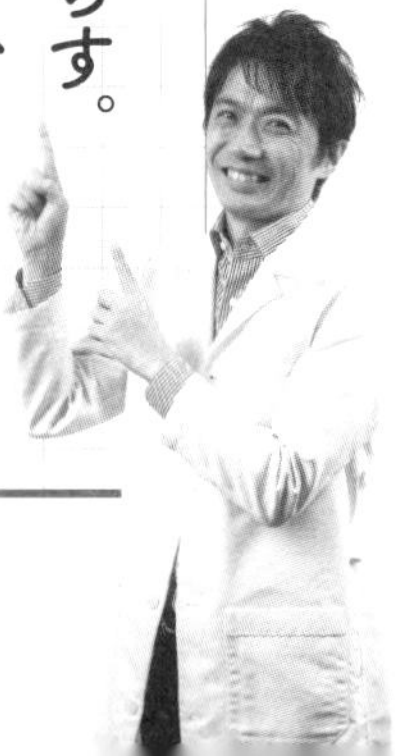

「カキクケコ」メソッド 24

血管《けっかん》

青魚とナッツで「EPA」をとろう

食べすぎ（カロリーのとりすぎ）をやめて、体重を無理せず落としていく。

適正な体重になったら、それを維持する。

血管を健康に保つための食生活の基本は、まずこの2つです。

この基本を押さえたうえで、その次に考えるべきことが、「血管にいいものを食べる」ということ。

血管の若さを保ち、動脈硬化を防ぐ栄養素としては、なんと言っても「EPA」（エイコサペンタエン酸）が重要です。

EPAは、魚の脂などに多く含まれていて、いわゆる**「血液サラサラ」効果**を持っています。

血管が詰まる原因は、内側にできた「プラーク」に血小板がくっついて固まってしまうことだと言いました。

ＥＰＡは、この血小板の「凝集《ぎょうしゅう》」（固まること）を抑えてくれる働きを持っています。

その効果はあなどれません。

魚などからＥＰＡを豊富にとっている「ＥＰＡ体質」の人と比べると、サラダ油などを多くとっている「アラキドン酸体質」の人は心筋梗塞の発症リスクが最大10倍も高いという研究結果もあります。

というわけで、血管の健康のためにはＥＰＡを積極的に摂取していきましょう。

具体的にどんな食品にＥＰＡが多く含まれているかというと、まずは**魚**。

それも**サバ、イワシ、サンマといった青魚**です。ほかにも、**アジ、マグロ、真鯛**などもＥＰＡが豊富です。

魚以外だと、**ナッツ類もEPAの宝庫**です。特に、**クルミはEPAのかたまり**と言ってもいいくらいです。

第2章で噛む回数を増やせる食品、たんぱく質を効率よくとれる食品としてオススメした「青魚」と「ナッツ類」は、血管を若く保つ食品でもあります。認知症予防の強い味方ですから、積極的に食卓に取り入れたいですね。

Dr.菅原のワンポイント

EPA体質になれば、血管の病気のリスクを大きく減らせる。青魚とナッツは超健康になる最高の食材。

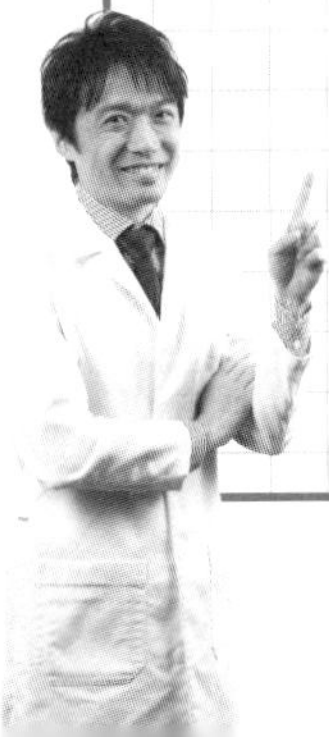

「カキクケコ」メソッド 25

血管《けっかん》

横断歩道を余裕で渡りきる

健康な血管を守るために、食べ方に気をつけられるようになったら、そこから運動を見直していきましょう。無理なく継続できる運動としては、やはり気軽に始められる「ウォーキング」がオススメです。

ウォーキングは、認知症予防に特に大きな効果があることがわかっています。

血圧があまり上がらない程度の無理のない歩行を行うと、海馬のアセチルコリンが増え、海馬の血流がよくなるのです（※1）。

ラット（高齢のラット、若いラット）を使った実験でも、歩くことは年齢に関係なく脳の血流を増加させることがわかっています（※2）。

また、適度な運動は脳を成長させる因子である「ＢＤＮＦ」（脳由来神経栄養因子）を増やすという研究データもあり、認知機能の改善や認知症発症リスクを減らす可能性があります（※3）。

忙しくても、「すき間時間歩き」ならできる

そこで、まずは**「毎日1時間歩く」ことを目指してみましょう。**

「毎朝早起きして、30分は歩く！」なんて目標を立ててしまうと、面倒くさいとか忙しさを理由に三日坊主に終わる可能性大です。

それよりも、**日常生活のなかでの「すき間時間歩き」がオススメ**です。

今まで近所への買いもので車を使っていたとしたら、歩いて行くようにしてみる。通勤のとき、ひと駅分だけ歩くようにする。駅ではエスカレーターでなく階段を使うようにしてみる……こんな工夫だけでも歩数はずいぶん増えます。

仕事や家事で立って歩く時間も、歩数に含めてください。1日に8000歩のウォーキングというと大変なようですが、この方法なら意外と簡単にクリアでき

るでしょう。意識して足早で歩くようにすれば、いっそう効果的です。

「横断歩道」が老化のテストになる

歩くスピードについては、目安にしていただきたいのが横断歩道。

横断歩道は、不自由なく歩ける人であれば、余裕を持って青信号のうちに渡りきれるように設計されています。ということは、渡りきれなくなってきたら、老化での筋力低下や運動不足によって、歩くスピードが落ちているということ。

具体的には、**二車線の横断歩道を、青信号が点滅するまでに渡りきれなくなったら要注意。**意識して早足で歩くように心がけるようにしましょう。

今のところは十分に渡りきれるという人なら、どのくらい余裕を持って渡れるかを自分の運動能力のバロメーターにするといいと思います。

速く歩くためには、歩幅を大きくすることも意識するといいでしょう。大股で歩くためには、脚だけでなく、体幹の筋肉もしっかり使う必要があるからです。

全身を使って、より効果的なウォーキングができるようになります。

逆に、**歩幅が狭くなったら、注意しなくてはいけません。**

認知症に合併しやすいパーキンソン症候群では、「小刻み歩行」の症状が出ることがあります。歩幅が狭くなることは、認知症の兆候の1つでもあるのです。

実際、私も診察室に入ってくる患者さんの歩き方には注目しています。

※1 Auton Neurosci. 2003 Jan 31;103(1-2):83-92.The effect of walking on regional blood flow and acetylcholine in the hippocampus in conscious rats.
※2 J Physiol Sci. 2006 Jun;56(3):253-7.Responses of acetylcholine release and regional blood flow in thehippocampus during walking in aged rats.
※3 J Psychiatr Res. 2015 Jan;60:56-64.A meta-analytic review of the effects of exercise on brain-derivedneurotrophic factor.

Dr.菅原のワンポイント

毎日1時間、大股でシャキシャキ歩く。ウォーキングで、二車線の横断歩道を余裕を持って渡りきれる運動能力を維持しよう。

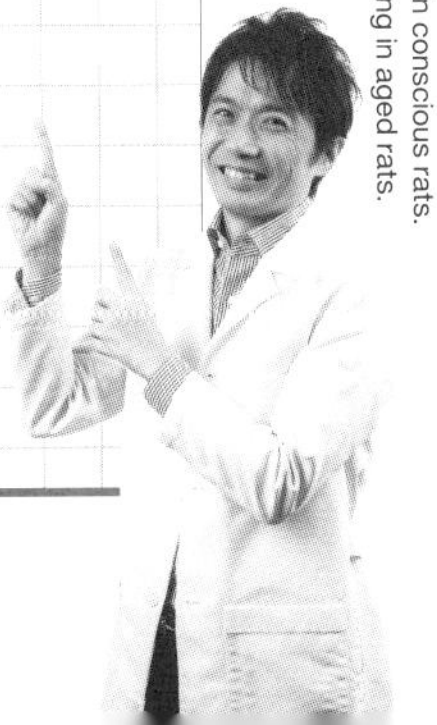

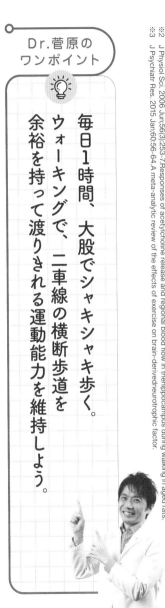

脳をよみがえらせる！　コラム

使えば育つ！　脳細胞

私たちの脳細胞は大人になるとどんどん死滅していくものと考えられていましたが、２０００年、イギリスのエレノア・マクガイア博士が、ロンドンのタクシードライバーを対象にした「脳細胞が増える可能性」についての研究結果（※１）を発表しました。16人のタクシー運転手の脳をＭＲＩで検査したところ、一般の人々と比較して空間認識との関わりがある海馬後部の体積が大きくなっていることがわかりました。さらに、博士は２０１１年にはロンドンのタクシードライバーライセンスを取得する研修生が訓練を受けたあと「記憶をつかさどる海馬の容量が大きくなった」と報告しています（※２）。

待ち合わせのときも、カーナビや地図アプリなどを使わずに向かうことで、脳トレになります。歩いて行けば動脈硬化を防ぐことにもなりますし、脳細胞の発達を促すＢＤＮＦ（脳由来神経栄養因子）の分泌も促進するので、一粒で二度おいしい効果が期待できますね。

(※1) Proc Natl Acad Sci U S A. 2000 Apr 11;97(8):4398-403.Navigation-related structural change in the hippocampi of taxi drivers.
(※2) Curr Biol. 2011 Dec 20;21(24):2109-14. doi: 10.1016/j.cub.2011.11.018.Epub 2011 Dec 8.Acquiring "the Knowledge" of London's layout drives structural brain changes.

第6章

「カキクケコ」メソッド「コ」

人との「交流」で、元気な脳と豊かな老後を

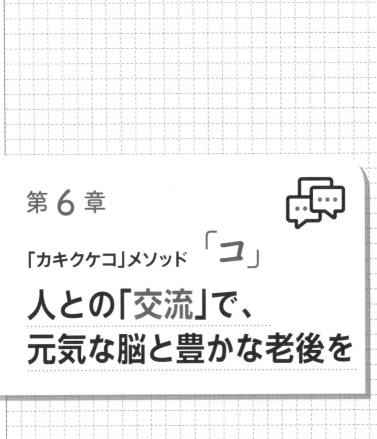

「カキクケコ」メソッド 26

交流《こうりゅう》

社会的孤立をしない

奥さんに先立たれた男性は、あとを追うように亡くなってしまう場合が多い、と言われることがあります。

「たしかに。親戚のおじさんもそうだったな……」と実例が思い当たる人は少なくないのではないでしょうか。

私自身、多くの患者さんとその家族を見ていると、残念ながらこの傾向はたしかにあるように思えます。

このことは統計でも裏づけられています。

妻に先立たれた夫が亡くなるまでの平均期間を、夫に先立たれた妻が亡くなるまでの平均期間と比べると、前者のほうが約6年ほど短い、というデータが報告されているのです。

こうした傾向が出るのには、2つの理由が考えられます。

1つは、**生活面で奥さんに依存している男性が多い**こと。

炊事・掃除・洗濯といった家事を奥さんに任せっきりにしていて、自分では靴下がどこにしまってあるかもわからない……といったタイプの人が1人で残されてしまうと、日々の生活に支障が出てしまいます。当然、生活の質を下げ、寿命を縮めることにつながります。

リタイアが孤立への第1歩となってしまいやすい男性

そして、この章のテーマと関わるのが、もう1つの理由。

それは、コミュニケーションの量の問題。

一般に女性は、多くのコミュニティを持っています。

仕事をしていれば、会社など仕事関係のつながりがあるのはもちろんのこと、それ以外でも学生時代からの友だち、ご近所付き合い、子どもの学校のママ友、趣味のサークルの仲間……などなど、複数のコミュニティに属してたくさんの人と交流していることが多いのです。

そのため、たとえ夫に先立たれたとしても、人とのコミュニケーションの機会が激減するといったことはありません。

これに対して、これまた一般論ではありますが、男性は所属するコミュニティが少ないことが多い。はっきり言ってしまうと、日常的に人付き合いをしているのは仕事関係だけであることもめずらしくありません。

ということは、仕事から引退してしまえば、自分が属するコミュニティがなくなってしまうわけです。

こういう人が、リタイア後、奥さんに先立たれてしまうとどうなるか。

たった1人の話し相手だった奥さんがいなくなるのですから、人と話す機会自体がほとんどなくなってしまうのです。

第3章で、社会的孤立は寿命を縮め、認知症につながりやすいとお話ししましたね。奥さんに先立たれた男性は、まさにこの「社会的孤立」に陥ってしまいやすいのです。

以上を踏まえると、人との交流が少なくなってしまうことは、とてもおそろしいことだと改めてわかります。

認知症を防ぎ、元気で楽しく長生きするためには、人との交流をいかに増やしていくか、を考えて行動しなくてはいけません。

そのための方法を、この章では提案していきたいと思います。

Dr.菅原のワンポイント

老後に社会的孤立に陥る危険性は
男性のほうが高い。
元気で幸せな老後のために、
人との交流を増やしていこう。

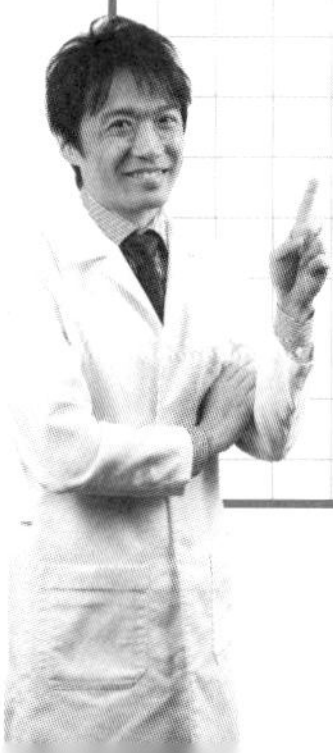

「カキクケコ」メソッド 27

交流《こうりゅう》

「新しい人付き合い」で脳トレする

人との交流を増やすためには、自分が普段過ごしているコミュニティの外に出ていきましょう。

たとえば、普段、仕事関係の人としか交流がない（あるいは、そういう状態のままですでにリタイアを迎えてしまった）という人は、仕事とは別の場所に出ていって、そこで人と出会って、新たにコミュニケーションをとる必要があります。

それは、趣味の集まりかもしれませんし、ご近所付き合いかもしれません。ずっと連絡をとっていなかった古い友人と会ってみる、というのもいいでしょう。

ただ、「交流を増やすために人と会いましょう」と言われても、正直、気が重いと感じる方も多いのではないでしょうか。

知らない人に会うのは緊張する。人間関係、特に新しい関係をつくっていく場面では気を使うことも多い。相性の悪い人にも出会うだろうし、1人でいるほうがラクだ……などと考えてしまうかもしれません。

こんなふうに考えてしまうのは、ある意味で当然のこと。

人間の脳は、変化を嫌います。

これまでと違う環境、なじみのない人との接触、コミュニケーションは、それだけで脳に負担がかかります。

脳の省エネのために、そういう面倒なことは避けたい、と無意識のうちに感じてしまうのは、脳の仕組みからして当然のことなのです。

ですから、新しい人間関係づくり、新しいコミュニティの開拓を「面倒くさい」と感じてしまうからといって、自分を責める必要はありません。それは、仕方のないことですから。

「人との交流が脳にとって負担」ということは、視点を変えれば、それだけ「脳

を鍛えてくれている」ということでもあります。

筋トレは筋肉に負担をかけます。だからキツい。でも、だからこそやればやるほど筋肉が強く、大きくなる。脳への負担も、同じことです。

新しい人間関係をつくって、ときには面倒な思いもしていくことは、最高の脳トレであり、認知症を予防し、脳のパフォーマンスを上げてくれるわけです。

Dr.菅原のワンポイント

人付き合いは、最高の脳トレ。多少面倒だったり、疲れたりするからこそ、効く。

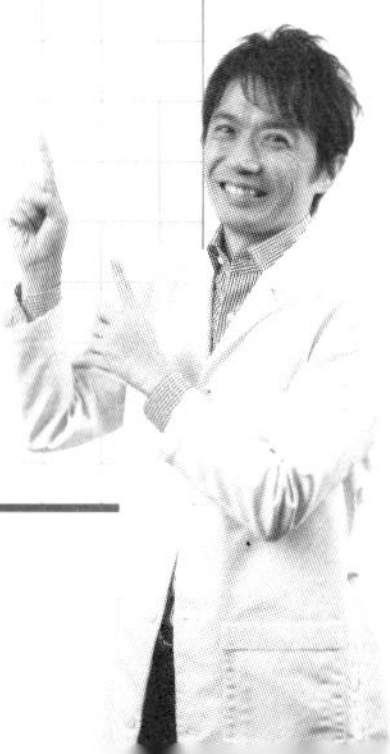

「カキクケコ」メソッド 28

交流《こうりゅう》

新しい「世界」を持つ

交流を増やすために、具体的には何をすればいいでしょうか？

まずオススメしたいのは、**「新たに趣味を持つこと」**です。

基本的に、どんな趣味でもかまいません。自分の興味のあること、好きなこと、やってみたかったことを始めましょう。

ポイントとしては、同じ趣味を持つ人たちとコミュニケーションがとれるような場所を見つけることです。

日頃からたくさんの高齢者の方と接していて気づいたことなのですが、ゴルフ好きな方というのはみんな元気です。

ゴルフで体を動かしているから元気なのは当たり前だと思われるかもしれませ

んが、私はそれ以上に、「ゴルフ仲間」というコミュニティを持っていることが大きいような気がしています。

ゴルフ場に行けば、コミュニケーションをとれる仲間がいる。しかも、会社と違ってゴルフは引退のない世界です。これが、体はもちろん、脳を元気に保ってくれる秘訣なのです。

趣味を選ぶときには、「ここに行けば、（仕事とは関係のない）仲間に会える」というコミュニティづくりを意識してみるといいでしょう。

今はインターネットを使えば趣味のサークルはすぐに見つかりますし、楽器とか絵画といった芸術系の趣味なら初心者向けの教室に参加してみるのもいい手です。

もちろん、いわゆる「趣味」だけでなく、町内会の役員をやってみるとか、地域のボランティアに参加してみるといったことも、自分で楽しめるならよいと思います。こうした場で、人の役に立つ「充実感」を得ながら、仲間をつくっていくのもいいでしょう。

世界中で友だちを探せる時代

新しい人間関係をつくること、コミュニティを見つけることが目的だとすると、室内で1人で楽しむような趣味はよくないんじゃ……と思われるかもしれません。

たとえば模型づくりや手芸。自宅で映画を楽しむのではダメなのでしょうか。

もちろん、そんなことはありません。

たとえば模型や手芸が趣味の人なら、作品の写真や使っている道具の話を、フェイスブックやツイッター、ブログなどにアップしてみる。

映画や読書が好きな人は、感想やオススメ作品の紹介をネットで発信する。

そうすれば、ネットを通じて同じ趣味を持つ仲間とつながることができます。

自分が好きな趣味を話題にして、たくさんの人とコミュニケーションをとる機会が生まれるわけです。

「いきなり知らない人たちのなかに飛び込んでいくのはちょっと……」という人

でも、まずはネットを介したコミュニケーションからなら始めやすい、というメリットもあります。

ネット上で仲間ができれば、そのうちオフ会やイベントなどで実際に顔を合わせる機会もあるでしょう。

1人で楽しむ趣味を持つのも、大いにけっこうです。楽しんだうえで、SNSという現代的なツールをうまく活用して仲間を探しましょう。**インターネットは世界中につながっており、世界中に同じ趣味を持つ仲間を探せるのです。**

ちょっとオタクな趣味でも仲間はたくさんいる

インターネットと相性のいい趣味と言えば、いわゆるオタクな趣味でもOK。アニメやマンガ、ゲームといった日本発のポップカルチャーは、今や世界中で大人気です。秋葉原を訪れたり、日本のアイドルの握手会に参加するためにはるばる日本までやってくる外国人もたくさんいるほどです。

オタクというと、家に閉じこもって孤独に楽しんでいる人……というイメージもありますが、現代のオタクは、世界とつながれる趣味を持っている人だと言うことができます。

これからは、アニメやゲームで育った世代もシニアになっていく時代です。

「いい年をして」なんて言わずに、オタクな趣味を持っている人は胸を張ってそれを楽しみましょう。

ネットを通じて海外に仲間ができたら、外国語を学ぶきっかけにもなるかもしれません。そうなったら、脳を若く保つためには最高ですね。

Dr.菅原のワンポイント

新しい趣味を通じて、新しい仲間を見つけよう。
SNSを使って、
世界中で仲間を探すという方法もある。

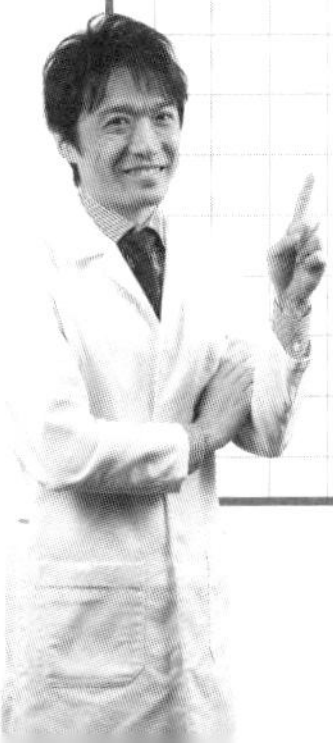

「カキクケコ」メソッド 29

交流《こうりゅう》

ネットではあえて「慣れない」ものを見る

同じ趣味の仲間とつながることに限らず、インターネットは、コミュニケーションの機会を増やすためにはとても優れた道具です。人との交流を増やすという意味では、活用できる場面は多いと思います。

とはいえ、ネットの悪い面には注意しましょう。

1つめのマイナス面は、ネガティブな話題が多いこと。

ネット上では、著名人を叩いたり、何かというとケチをつけて「炎上」させたり、といったこともよく行われているのはご存じの通りです。そういうネガティブな場からは距離をとるようにしたいものです。

もう1つのマイナス面は、ついつい同じような価値観、意見を持つ人ばかりとコミュニケーションをとってしまうこと。

ネット上の社会問題や政治に関する議論を見ていると感じることですが、活発な議論が交わされているように見えて、実は意見の交換や対話といったことは意外と行われていません。自分と同じような立場で発言している人の意見を読んで「その通り」と溜飲《りゅういん》を下げている人が多いように見えます。

インターネットは、その気になれば、世界中の多様な人々と交流することができる場です。

しかし一方で、検索ツールを使うことで、自分が見たいもの、聞きたい言葉だけに触れることもできてしまいます。

さらに最近では、リコメンド機能が進化して、ユーザーの好みの話題や意見を優先的に表示してくれるようにもなっています。

結果として、**自分と似たような感じ方、考え方をする人とばかりコミュニケーションをするようになってしまう**わけです。

「自分と違う人」と交流するから脳は活性化する！

これだとたしかにストレスはないかもしれません。

しかし、異質な他者と出会わなければ、交流の意味はありません。ストレスがないかわり、脳への刺激にもならないのです。

それどころか、どんどん考え方が凝り固まってしまうことになりかねません。

私はこの現象を、ちょっと乱暴な言葉ではありますが、「Googleバカ」と読んでいます。もちろん、Googleがバカなのではありません。

なんでも知っている賢いGoogleに頼りすぎると、人はバカになってしまうということを、自戒も込めて言っています。

自分の脳を使わないインターネットは、あくまでも自分の世界を広げて、さまざまな人との交流を増やすためのツールです。

自分とは全然違う意見と出会ったり、自分の常識を覆すような異質な他者と出会えることこそ、ネットの価値です。人の意見を鵜呑《うの》みにするだけでなく、自分の意見を持つことも重要です。

自分の頭を使わずに、ネット上で閉鎖的なコミュニティに閉じこもってしまわないように注意したいところです。

Dr.菅原のワンポイント

見たいものだけを見られるネット上では、かえって閉鎖的なコミュニティにとらわれてしまう危険もある。

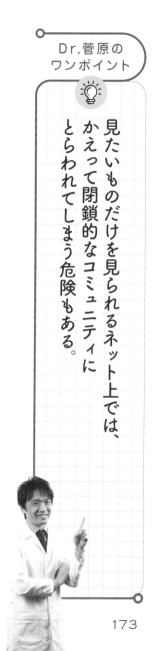

「カキクケコ」メソッド 30

交流《こうりゅう》 1日1回、自分の考えや思いを「アウトプット」する

人と交流するということは、人とコミュニケーションをとるということ。

コミュニケーションは、人のメッセージを受け取るインプットと、自分のメッセージを発信するアウトプットで成り立っています。

インプットについては、第3章で「聞く」ことが大切だという話をしました。

ここでは、アウトプットの重要性について述べたいと思います。

みなさんも感じられることだと思いますが、話好きなお年寄りというのは、たいてい元気です。

会うたびに「ねえねえ、ちょっと聞いてよ」と、最近あったことを饒舌《じょうぜつ》に話し

てくれるおばあさん。

何事もうんちくを語らずにはいられないおじいさん。

こういう人たちは、頭の回転も早いですし、好奇心も旺盛《おうせい》なものです。

これは、**話すことによって、常にアウトプットする習慣を持っているから**です。

アウトプットするほど記憶力は上がる！

脳科学の世界で有名な、ある実験があります。

これは、被験者を4つのグループに分けて、スワヒリ語の単語を40個、暗記してもらうという実験です。

まず、40個の単語を見て覚えてもらったあと、テストをしてみます。ここまでは全グループ同じです。

このあと、Aグループは、テストで正解だったものも不正解だったものも含めて、全部を復習。その後で、再度40個の単語すべてについて再テストを行います。

Bグループは、最初のテストで間違えた単語だけを復習したうえで、40個全部の単語について再テストします。

Cグループは、40単語全部を復習したうえで、間違えた単語だけについて再テスト。

Dグループは、最初のテストで間違えた単語だけを復習して、間違えた単語だけについて再テストをします。

この方法を何度か繰り返していくと、どのグループも最終的には満点をとれるようになります。つまり、どの方法でも40個の単語を覚えられるわけです。

興味深いのは、このあとです。

1週間後に、もう一度テストをしてみると、明らかな違いが出ました。

AグループとBグループの平均点は80点ほどあったのに対して、CグループとDグループの平均点は35点くらい。つまり、再テストのたびに40個の単語を全部テストしていたグループのほうが、より多くの単語を覚えていました。

このことは、「アウトプットの機会が多いほど、記憶の定着率は高まる」とい

うことを意味しています。

「記憶力が衰えたのは、年のせい」はウソ？

認知症になると、最近の出来事をうまく記憶できないという症状が出てくるため、認知症を防ぐために、「しっかり記憶を定着させるような頭の使い方」をしていくことが重要です。

そのためには、アウトプットをしっかりすることが役立つというわけです。

東京大学大学院薬学系研究科教授で脳科学者の池谷《いけがや》裕二《ゆうじ》先生も、数々の実験結果から、「加齢で記憶力が衰えることはない。ただの勘違いです。人の脳は年をとっても成長します」と断言しています。

人と交流することによって、コミュニケーションの機会を増やすことは、アウトプットの機会を増やすという点でも大切なのです。

次の章の話になりますが、こういうチャレンジは脳のパフォーマンスを上げるのにはとてもいいことです。「年のせいか、記憶力が弱くなってしまって」なんて言わずに、アウトプットで脳を鍛えていきましょう。

「面白かった」で済ませないことがアウトプットの秘訣

アウトプットの機会を増やすためには、日常の「ちょっとした心がけ」があれば大丈夫です。

たとえば、テレビで面白い番組を見た、あるいは映画を見たというときには、その内容と、なぜ面白かったのかを身近な人に話すクセをつけましょう。

ただ「面白かった」で済ませるのではなく、「何がどう面白かったのか」をきちんと言語化して、アウトプットする習慣をつけるのです。

日記を書くのもいいでしょう。今日あった出来事、見聞きしたものの内容や感想といったことを整理して言葉にするのは、とてもいい脳トレになります。

また、先ほどオススメしたＳＮＳの活用は、アウトプットの練習にも最適です。

日々の生活で印象深かったこと、気づいたこと。映画や本の感想などを、ブログに書いて発信してみましょう。フェイスブックに書いて、まずは友だちだけに読んでもらう……というのもアリですね。

人前で話すのもアウトプットのいい機会です。仕事でも、それ以外の場でも、何かを発表したり、人に何かを教えたりといったことに進んで取り組みましょう。自分のなかにある考えや思いをアウトプットしていく習慣を、少しずつ身につけていきましょう。

Dr.菅原のワンポイント

アウトプットの機会が多いほど、脳は鍛えられる。コミュニケーションを増やせば、アウトプットの機会も増やせる。

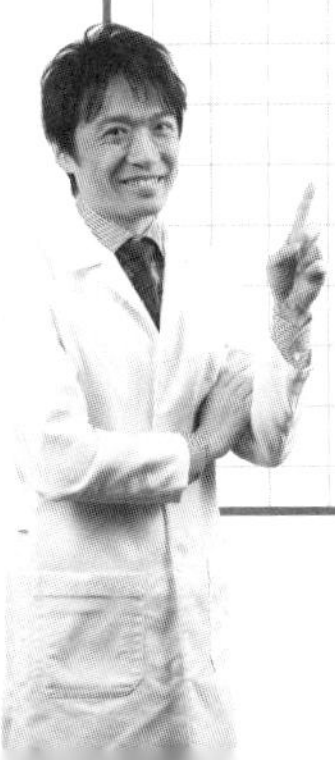

「カキクケコ」メソッド 31

交流《こうりゅう》

「アート」にふれる

アウトプットの能力を高めることは、コミュニケーション能力を高めることにつながります。すると、人との交流もスムーズに、豊かになっていきます。

最近、私が注目しているのが**「アート」**です。

私の高校の同級生で、山口周《やまぐちしゅう》という経営戦略や組織開発の専門家がいます。外資系のコンサルティング会社を経て、現在は独立して仕事をしています。

経営コンサルタントはビジネスの専門家ですから、経済学部や経営学部で勉強をした人が多いというイメージがあります。ところが、山口君は文学部の哲学科を卒業して、大学院では美学・美術史学を専攻したという変わり種《だね》。『世界のエリートはなぜ「美意識」を鍛えるのか？　経営における「アート」と「サイエンス』』（光文社新書）という著書はベストセラーになりました。

この書名からもわかるように、**ビジネスの世界でも、お金や効率のことばかり考えるのではなく、美意識を磨くことが必要。アート的な感覚がイノベーションを起こす**、というのが山口君の持論です。

実際、現代のグローバル企業のヒット製品、サービスを見ていると、そこには人を惹《ひ》きつけるセンスのきらめきのようなものが感じられます。ｉＰｈｏｎｅをはじめとするアップル社の製品などはその代表でしょう。

重大な病気が「アート」の視点で見つかることも

興味深いのは、最近は医学の世界でも似たようなことが言われている点です。

ニューヨーク近代美術館により、ＶＴＳ（ビジュアル・シンキング・ストラテジー）という教育プログラムが開発されました。

これは、美術作品を鑑賞したうえで、感じたことや考えたことを語り合うことで、観察力や批判的思考力、コミュニケーション能力を育成しようというもの。

このVTSのカリキュラムは、ハーバード大学との共同プロジェクトでも進められています。医学生たちが的確に診断し、患者さんとうまくコミュニケーションをとっていくために役に立つと考えられているのですね。


医者にもアート的なセンスが必要というのは、私も実感として納得できます。


たしかに理論（ロジック）は大切なのですが、それだけではダメ。

「教科書通りに診断すれば大丈夫そうだけど、何か違和感があるな……」

というので念のため追加の検査をしてみて、重大な病気が見つかったりすることがあります。

これは、芸術作品を見て言葉にならない何かを感じる、というのと共通する感覚でしょう。名医と呼ばれる先生方は、こうした感覚を身につけておられるように思います。

ただ、この「言葉にならない感覚」をそのままにしていてはコミュニケーションになりません。医者が「なんとなく」で診断していては信頼してもらえるわけがありません。「感覚を明確でわかりやすい言葉で表す力」が必要です。それを鍛えるためには、VTSのようなアウトプットの方法が有効でしょう。

感動を誰かと共有する力を身につけよう

ビジネスや医療の世界で注目されている「アート」の力。これを、私たちもコミュニケーションに応用しましょう。

美意識を磨き、さらに感覚を言葉にするトレーニングをすることで、アウトプット能力、コミュニケーション能力を高めるのです。

時々は美術館に行ったり、神社・仏閣といった歴史的建造物を見に行ってみる。雄大な自然のなかに出かけていくのもいいでしょう。とにかく、自分の美意識を刺激してくれるような、美しいものに意識的に触れるようにしましょう。

そのうえで、大事なのが、前の項で説明した「アウトプット」。**ただ「きれい**

だった」「感動した」で済ませるのではなく、「なぜ自分はそれを美しいと思ったのか」「なぜ感動したのか」を言葉で説明してみるのです。

人に話してみるのでもいいですし、文章に書いてみるのでもOKです。

長めの文章で詳しく書くのもいいですし、ツイッターのように文字制限があるなかで、コンパクトにまとめることにチャレンジするのもいいでしょう。

長い文章は性に合わないという人なら、俳句をひねってみるのもいいですね。

何かに感動したり、感心したりしたら5・7・5に凝縮した言葉で表現してみる。

これもアウトプット力を高めてくれるいい脳トレになります。

Dr.菅原のワンポイント

アートにふれることで、
コミュニケーション能力も高まる。
感動の気持ちを言葉で表す力を身につけよう。

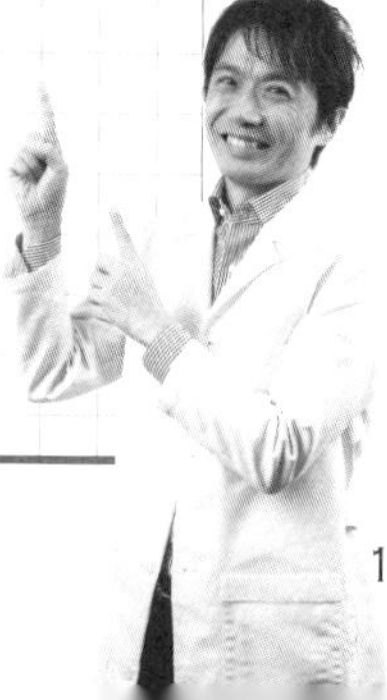

第7章

「カキクケコ」メソッド＋「チャレンジ」

「チャレンジ」に遅すぎることはない

「カキクケコ」メソッド 32

チャレンジ

90歳のダンサーから学ぶこと

私のクリニックにいらっしゃる方のなかに、とても魅力的な女性がいます。

御年90歳。

とてもそのお年には見えません。60代には見えるでしょうか。

いつも背筋がピンと伸びていて、表情がはつらつとしている。何より、凛《りん》としたたたずまいが印象的な方です。

話を聞いてみると、元気の秘訣は、長年やってきた社交ダンス。今では指導者を務めていると聞くと、その若々しさにも納得です。

話をうかがっていて私が感銘を受けたのは、ダンスを始めた年齢についてです。

なんと彼女が社交ダンスを始めたのは、65歳のとき。

子育ても終わってひと息ついたところで、昔からやりたかったことに挑戦したというのです。

それが、今ではダンス歴四半世紀の大ベテラン。人に教えるほどの腕前になったのだからすごいですね！

人生100年時代とは言いますが、私たちの年齢に対する感覚は、まだこの新しい時代に適応していない部分があります。

たとえば、65歳という年齢を、「これから新しいことにチャレンジできる年だ」と考えられる人は、まだ少ないのではないでしょうか。

むしろ、「もういい年だから……」と目新しいこと、慣れないことは敬遠してしまう人が多数派だと思います。

挑戦する人は、脳も見た目も若い

この考え方を、今日から変えていきましょう。

何歳になっても、新鮮な経験は脳に強い刺激を与えてくれます。

新しいことにチャレンジすることで、脳は若返ります。

ハイパフォーマンスな脳を保って、人生の後半戦を謳歌するためには、いくつになってもチャレンジする姿勢が大切。

90歳のダンサーの凛とした姿は、そのいい実例です。

というわけで、最後の章では、「認知症予防のカキクケコ」に加えて、チャレンジについて述べていきたいと思います。

Dr.菅原のワンポイント

新しいことにチャレンジすれば、脳は若返る。
「もう年だから」という固定観念をはずして、やりたいことを考えてみよう。

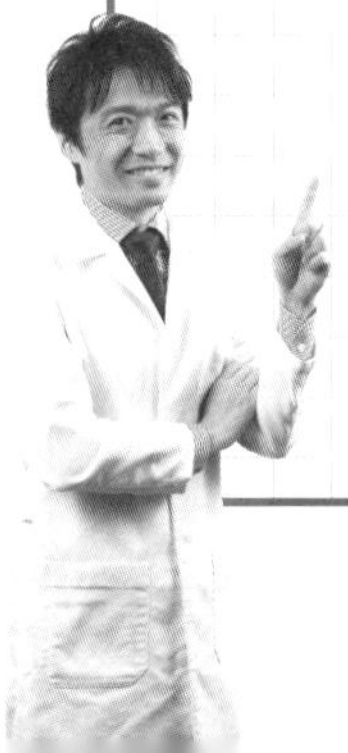

「カキクケコ」メソッド 33

チャレンジ

「やっておけばよかった」ことを今からやろう

81ページで紹介した『ランセット』の「認知症9つの危険因子」のなかに、「認知症になりやすいかどうかを左右する一番の因子は、若い頃の教育である」という内容があります。

10代、20代に学校などでしっかり勉強をした人は、年をとって認知能力が落ちたとしても、カバーしやすい。逆に、あまり勉強をしてこなかった人は認知能力が落ちやすく、日常生活に支障が出るレベルになってしまうことが多い、というのです。

この説がどこまで正しいのかは、まだ議論が続いており、結論は出ていません。しかし、データの裏づけもあって、それなりに有力な考え方であるのは間違いないでしょう。

とは言え、若いうちに勉強したかどうかが認知症のリスクを左右するならば、あまり勉強してこなかった人は、「今さら努力をしても意味がない」なんて、あきらめてしまうかもしれません。

しかし、そう考えるのはもちろん間違いです。

「今日からだって勉強して脳を鍛えれば、5年後、10年後、30年後の認知症リスクを減らすことができる」と考えましょう。

勉強も旅行も、どんなことでも「今日から」やり直せる

年をとって、勉強の大切さに気づいたという人はたくさんいます。それもあってか、現在「やり直し」をコンセプトにした本が、シニアによく売れていると聞きます。

大人になって勉強の大切さに気づけたということは、子どもだった頃にはわか

らなかった勉強の意味を感じられるようになったということ。それなら、きっと勉強のやりがい、楽しさだって感じられるはずですよね。

「英語を勉強しておけば、今ごろ世界中の人と友だちになれたのになあ」と思うなら、今から英語の勉強を始めましょう。

「数学なんてなんの役に立つんだとバカにしていたけれど、勉強しておけばもっと数字に強くなれたかも」と後悔しているなら、気づいた今日から数学の勉強をやり直せばいいのです。

お子さんやお孫さんと一緒に勉強したり、ときにはわからないところを教えてもらったり、なんてこともできたら楽しいですね。共通の話題ができるということも、とてもいい脳への刺激になるうえ、何より気分が若返ります。

もちろん、勉強だけではありません。

「もっと体を鍛えておけばよかった」と思う人は、始めるのは「今日から」。さっそく運動を始めればいいのです。手軽にウォーキングから始めてもいいですし、ジムに入って若くて素敵なトレーナーに指導してもらうのもいいでしょう。

「はぁ、若いうちに旅行しておけばよかったなあ……」と嘆かずに、どんどん旅行をしましょう。

シニアが若い人たちと同じように、ネットで格安チケットを探して、バックパックを背負って世界中に出かけていくなんて、かっこいいじゃありませんか！

「もうちょっと若ければやってみたかった」と思うことは、本当は今でもやりたいことのはず。

だったら、どんどんチャレンジすればいいのです。


新しいことを始めるのに、遅すぎるということはありません。

Dr.菅原のワンポイント

「若いうちにやっておけばよかったこと」、「もう少し若ければやってみたかったこと」に「今すぐ！」チャレンジしよう。

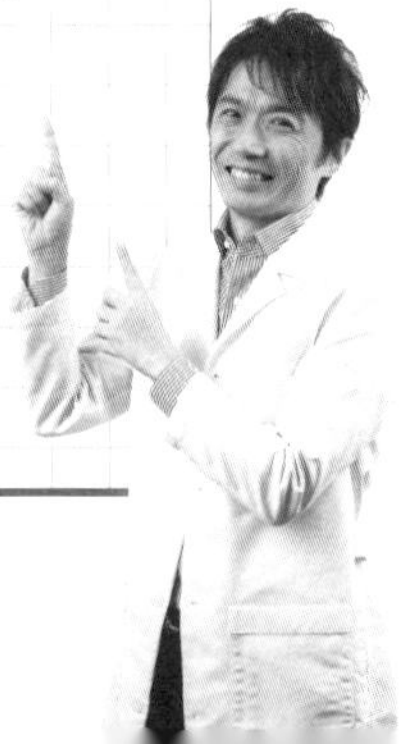

「カキクケコ」メソッド 34

チャレンジ

「1人カラオケ」をやってみる

気をつけていただきたいのは、「チャレンジ」といっても、いきなり難しいことをやらなければいけないわけではありません。

大事なのは、とにかく「やってみたかったこと」を始めることです。

本格的にピアノの個人レッスンを受け始めるのは、もちろん素晴らしい。でも、以前からちょっと興味のあったバイオリンに触るために、音楽教室の無料体験講座をとりあえず1回受けてみる……というのだって立派な挑戦です。

普段はやらないカラオケに行ってみる、というのだってチャレンジです。いきなり人に歌を聞かれるのがイヤなら、「1人カラオケ」に挑戦しましょう。

挑戦すると言っても、「まったく新しいこと」「これまでまったく未体験のこと」でなければいけないということもありません。

たとえば学生時代にバンドをやっていた人が、何十年ぶりかで物置からギターを引っ張り出してちょっと弾いてみたっていいんです。

「いずれは若い頃の自分よりかっこいいプレイをしてやるぞ！」というのも、脳を刺激するチャレンジになりますよ。

Dr.菅原のワンポイント

身近なこと、小さなことでも、自分にとって目新しいことはチャレンジになる。

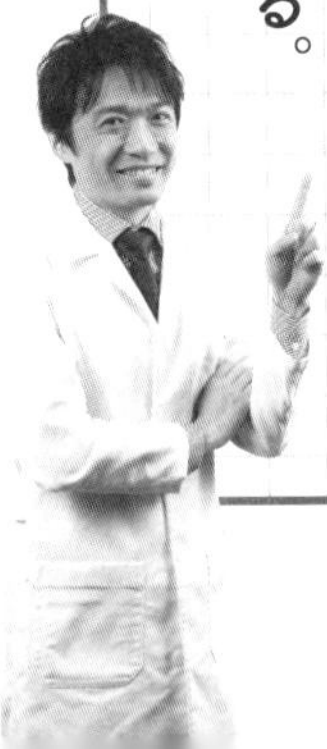

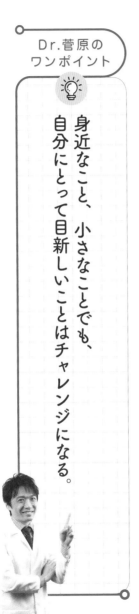

「カキクケコ」メソッド 35

チャレンジ

家じゅうを「断捨離」する

身近なチャレンジには、こんな例もあります。

最近、「頭痛」と「物忘れ」が多くなった、というのでクリニックを受診された68歳の男性は、リタイアしてから数年目。少し気分が落ち込みがちで、うつっぽい傾向が見られました。

お話をうかがったうえで、「認知症予防のカキクケコ」に加えて、「ぜひ新しいことにチャレンジしてくださいね」とお願いして、しばらく様子を見ることにしたのです。

次の診察のとき、その方は「先生、ありがとうございました。おかげさまで……」とうれしそうな様子。明らかに元気を取り戻していました。

聞けば、私のアドバイスを受けて、何かにチャレンジしてみようと思い、家にあった骨董品の整理に手をつけてみたそうです。

どのくらい値打ちのあるものかわからないので、美術館に持っていって見てもらったところ、重要文化財に指定されてもおかしくないようなものがいくつもあったとのこと。

もちろん、こんなふうに「お宝」が出てくることはめずらしいでしょう。

でも、どの家でも、古いものを整理すれば自分や家族の歴史、思い出が発掘されるはずです。

そのなかから、かつて自分がやりたかったこと、今からもう一度チャレンジしたいことの種が見つかるかもしれません。

いらないものを処分して家の中がすっきりするだけでも、気分は前向きに変わって新しいことにチャレンジする意欲も湧いてくるはず。

よく言われる「断捨離」の効果ですね。

掃除の話が出たついでに言っておくと、料理や食器洗い、洗濯といった家事も、不慣れな人にとっては脳と体を同時に使ういいチャレンジになります。今まで家事はパートナーに任せきりだった、という方にオススメです。

こんなふうに、今日からすぐに実行できるチャレンジは、身近にいくらでもあります。この本で紹介した認知症予防の習慣を実行してみるのだって、小さなチャレンジです。無理のないことから、新しいことにチャレンジする習慣をつけていってみましょう。ものの見方や毎日の過ごし方がガラッと変わりますよ！

Dr.菅原のワンポイント

やりたいことが思いつかなかったら、とりあえず家の大掃除と断捨離をしてみるのもオススメ。

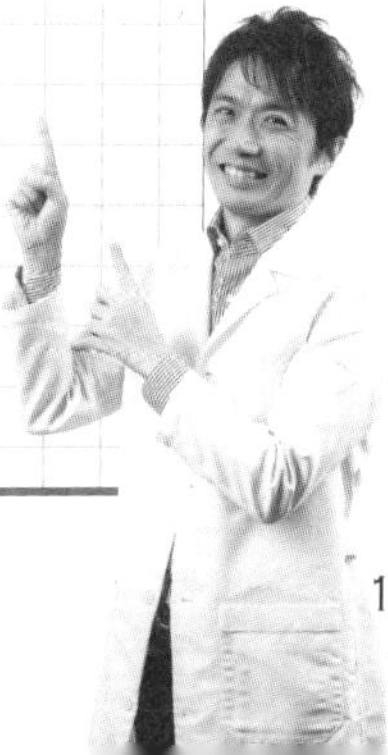

「カキクケコ」メソッド 36

チャレンジ

「死」を考えてみる

何か新しいことにチャレンジするには、原動力となる動機（モチベーション）が必要ですよね。

「今から新しいことに挑戦しようというモチベーションは湧かないんだよな」という人もいるでしょう。

そんなときに有効なのが、あえて「死」について考えてみることです。

「えっ、死？？？　物騒なこと言うなぁ……」なんて思われるかもしれませんね。なんだか暗い話のようですが、そうではありません。

「人生に前向きになるために、死を身近に感じましょう」という話なんです。

私たちの人生で、1つだけ確実なことってなんでしょう?

そう、「誰しも、いつか死ぬ」ということです。

死はいつ訪れるかわかりません。

救急医療の現場にいると、予想外のことが起きて病院に運び込まれてくる人たちと出会います。

「こんなはずではなかった」「まさかこんなことになるとは」と思いながら亡くなる人を、私は医療の現場でたくさん見てきました。

「僕が死を考えるのは、死ぬためじゃない。生きるためなんだ」

これは、フランスの作家、アンドレ・マルローの言葉です。まさにその通りだと私は思います。

私たちは、いつかわからないけれど、いつか必ず死ぬ。

だから、生きているうちはやりたいことをどんどんやってみよう。

死を考えてみることで、そんな前向きなエネルギーが生まれてくるのではないでしょうか。

「理想の死」から生き方を逆算してみよう

死を身近に感じてみることには、もう1つの意味もあります。

死はいつ訪れるかわからないけれど、誰でも「こんなふうに人生を終えたい」「こんな死に方はイヤだ」というイメージは持っているはずです。

たとえば、いわゆるピンピンコロリで終わりたい人もいるでしょうし、とにかく1日でも長く生き延びたいという人もいるでしょう。死の寸前までエネルギッシュに働きたい人もいれば、晩年はのんびりと過ごしたい人もいると思います。できるだけ家族に介護の手間をかけない終末を望む人もいれば、多少は負担をかけることになっても、少しでも長く家族と一緒にいられたほうがいい、という人もいるでしょう。

こんなふうに、自分はどのように人生を終えたいのか、を考えることで、生き方は変わってきます。

これはたとえるなら、ゴルファーがカップまでの距離からの逆算で戦略を立てていくようなものです。ゴルフは「引き算」のスポーツ。全力で飛ばしていくだけでは、ボールは何打目かでカップのはるか向こうに飛んでいってしまいます。

つまり、足し算ではうまくいかない。

まずは最終目的であるカップまで何ヤードあるかを把握する。そして、その距離を何打で刻めばうまくカップインできるかを引き算で考えていくのです。

人生も同じ。最期からの逆算で考えると、今やらなければいけないことが見えてきます。

「どう死ぬか」を考えれば、今、やるべきことがわかるということです。

たとえば健康管理にしても、「これを食べると体にいい」とか「この運動で健康になれる」といった情報はいくらでもあります。たまたま耳に入った健康法をなんとなく実行するだけでは、むやみに飛ばしているだけのゴルフと同じ。

100歳まで健康を保って死にたい人と、多少寿命は短くても最期までおいしいものを食べ、楽しくお酒を飲みたい人は、選ぶ健康法は同じではありません。自分が望む死に方から逆算するからこそ、正しい健康管理を選択することができるわけです。

自分の死をイメージすることは、「人生の目標を定めるための究極の方法」です。もちろん、目標は一度決めたら変更できないものではありません。

でも、まずは今の段階で、自分がどんな最期を迎えたいのか考えてみるのです。そうすれば、あなたが今日から「何にチャレンジするべきか」「何を始めるべきか」が、自然に見えてくるはずですよ。

Dr.菅原のワンポイント

どんなふうに人生を終えたいかを考えれば、今やっておきたいこと、やるべきことが見えてくる

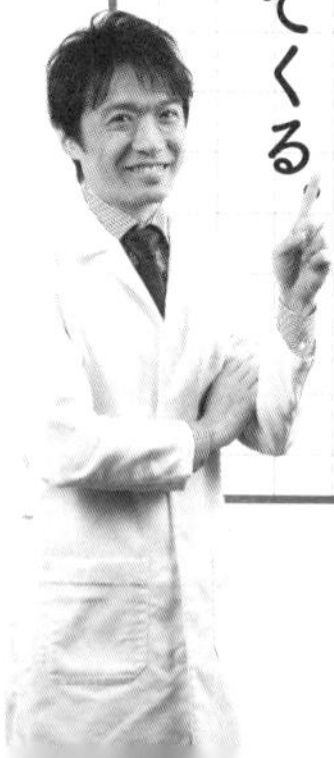

脳に効く！　最高の運動

私が考える「脳に効く運動」は、頭と体を同時に使う運動でかつ、ゲーム形式で第三者と競争できて「交流」にもつながるものです。

「でも、体を動かすことが苦手で……」と言う人は、麻雀や将棋や囲碁などのテーブルゲームはいかがでしょうか。「交流」を目指して、お子さんやお孫さん、ネットのなかで対戦相手を探すのもいいですよ！

自宅でも脳に効く運動があります。それが、掃除・洗濯・料理などの「家事」。家事で体を動かしている感覚はあると思いますが、それと同時に実は頭もよく使っています。

掃除の効率的な手順や洗濯のときの色柄物の選別、冷蔵庫にあるものを覚えながら買いものに行く、いくつもの料理をつくりながら食器を洗う……など、とても複雑な作業をしているんです。

家庭内で家事をうまく分担すれば、脳の健康だけでなく、家庭平和も手に入れられるかもしれませんね。

あとがき

「脳美人」「脳イケメン」になろう！

私たちの寿命は昔に比べ、長くなってきました。

統計によると2018年の日本人の平均寿命は女性が87・32歳、男性が81・25歳で、ともに過去最高を更新しています。

しかし、日常生活に介助無しで生活できる年齢を健康寿命と言いますが、2016年の国民生活基礎調査では、女性74・79歳、男性72・14歳であり、平均寿命と比較してだいぶ低いことがわかっています。

これからの健康目標は、平均寿命と健康寿命を限りなく一致させることが大事で、とくに脳の健康を保つことは言うまでもありません。


近年のテクノロジーの進歩は目覚ましいものがあります。

その恩恵で、私たちの生活は豊かなものになり、時間的余裕が生まれました。

以前は服をキレイにするには洗濯板でゴシゴシと洗うしかなく、大変な重労働だったのですが、今ではボタンを押すだけで洗濯・すすぎだけではなく、乾燥までしてくれます。

複雑な計算は、ソロバンや手書きでやっていましたが、電卓やパソコンが出現したことによって、素早く正確に答えを出せるようになりました。

このような作業を肩代わりしてくれるテクノロジーは、私たちにとって非常に便利な存在ですが、頼りきってしまうのも考えものです。

せっかくテクノロジーの進歩によって「時間的余裕」が生まれたのですから、その時間を有効活用しませんか。

私たちの脳は、コンピューターが何百台、何千台も組み合わさってもできないことをやってのけるポテンシャル（底力）を秘めています。

その代表が「創造性」と「判断力」。

この2つは、私たちの前頭葉が担っている「脳力《のうぢから》」の正体です。

この「創造性」と「判断力」をフルに使って、日々を生活してみましょう。

たとえ今やっていることが、単純作業の繰り返しだとしても、固定概念に縛られなければ、「創造力」を使って、もっと効率のよいやり方を考えることができるはずです。

ときには、「こんなにできないことがある……」「こんなつまらないミスをしてしまった……」とため息をつくこともあるでしょう。

でもそれは、あなたが「できない」ことではなく、できないことに「気づいた」だけなのです。

あなたができないと「気づいた」ことは、成長の「伸びしろ」があるということなんですね。

毎日の変化は微々たるものかもしれません。しかし、それを続ければ大きな大きな変化を手に入れることができます。

あなたの眠った脳の伸びしろをぐんぐん育てるため、ご紹介した36の「カキクケコ」メソッドのうち1つでも2つでも実践し、いつまでも「脳美人」「脳イケメン」を目指してください。

あなたの人生がさらに面白くそして、彩りあふれるものになりますように。

【著者紹介】

菅原　道仁（すがわら・みちひと）

◉——脳神経外科医。医療法人社団 赤坂パークビル脳神経外科理事長。菅原脳神経外科クリニック院長。

◉——1970年生まれ。杏林大学医学部卒業後、クモ膜下出血や脳梗塞などの緊急脳疾患を専門として国立国際医療研究センターに勤務し、救急医療に明け暮れる。2000年より、救急から在宅まで一貫した医療を提供できる医療システムの構築を目指し、脳神経外科専門の八王子・北原国際病院で15年間勤務。

◉——2015年６月、東京都八王子市に菅原脳神経外科クリニックを開院。専門である脳科学の視点から、「物忘れ」や「認知症」などの脳の病気・予防を中心に診察している。2019年10月、東京・赤坂に関連施設「菅原クリニック 東京脳ドック」をリニューアルオープンした。

◉——脳の仕組みについてのわかりやすい解説は好評を博し、「名医のTHE太鼓判！」（TBS系）をはじめ、テレビ出演多数。

◉——著書に『成功する人は心配症』（小社刊）、『そのお金のムダづかい、やめられます』（文響社）、『成功の食事法』（ポプラ社）などがある。

認知《にんち》症《しょう》予防《よぼう》のカキクケコメソッド

2020年２月17日　　第１刷発行

著　者——菅原　道仁

発行者——齊藤　龍男

発行所——株式会社かんき出版

東京都千代田区麹町4-1-4 西脇ビル　〒102-0083

電話　営業部：03(3262)8011㈹　編集部：03(3262)8012㈹

FAX　03(3234)4421　　振替　00100-2-62304

http://www.kanki-pub.co.jp/

印刷所——ベクトル印刷株式会社

　ISBN978-4-7612-7476-4 C0030